喰い改めよ！

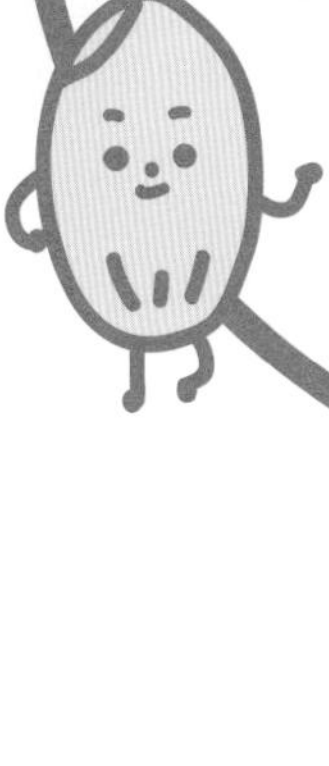

あなたはあなたが食べたものでできている

吉川沓那
Touna Yoshikawa

幻冬舎MC

喰い改めよ！

〜あなたはあなたが食べたものでできている〜

本書は『喰い改めよ！　バカじゃ病気は治らない』（２０１１年　文芸社）の内容を改訂した作品です。

はじめに

人の定めは不思議なものですネ。振り返れば、時代は高度成長期から安定成長期へと移行し、オイルショックを経験したものの当時は、まだまだ皆元気いっぱいでした。激動にゆれる昭和の末期を誰もが脇目もふらず、がむしゃらに働き、そして力の限り生き抜きました。

私も当時は四十代前半で、バリバリの仕事人間でした。私が初めて経験した仕事は、アルバイトで入社した芸能プロダクションでの芸人さんたちのプロデュース。これを皮切りにさまざまな仕事に挑戦しました。複数の会社経営で多忙な日々を送る私の元に、ある実業家から「たってのお願い」ということで、とんでもない話が飛び込んできました。曰く、

「私は、ある事情で神奈川県の片田舎にピザハウスを購入しましたが何をやっても手に

負えません。大変困っています。吉川さん、何とかなりませんか…………そこを……そこを何とか………」

「それでは三か月だけ、助け舟契約ということで人材が育つまで尽力します」

　というわけで私は、自分の会社を放り投げて東京から神奈川の片田舎へやって来ました。この地、小田急線「大根《オオネ》駅」からほど近い商店街の一角に「アルフレードスピザの店」という大きな看板だけがやたら目立つこの店舗。店に隣接する五十坪の空き地。駐車場とは名のみ、藪の草むらから、でかいヘビが赤い舌ベロをペロペロ出しながら、あっちからもこっちからも……そしてヘビよりでかいムカデがグニュグニュ、ノシノシ。八名の学生バイトは

「キャー助けて。あっちへ行って！」

　棒でたたく者、泣きながら逃げ回る者、連日てんやわんやの大騒ぎ。道路とて以下同文。大雨の日などは側溝の氾濫は日常茶飯事。道路のあちらこちらで背丈ほどの噴水が足元からいきなり飛び上がります。「オットットット！」狭い道路は渓流と化し汚水が

ごうごうと流れます。

そんな時代もだんだん遠くかすんでいき、今では駅名も「大根駅」から「東海大学前駅」に変身。久しく訪れる方にとって、この変身ぶりはきっと浦島太郎さながらかもしれません。思えばその昔、三か月の助け舟契約で応援に入ったあの日、あの頃……そんな時代もだんだん遠くかすんでいき、あっという間に四半世紀が過ぎ、間もなくまさかの半世紀を迎えます。現在は店名も「すぴなっつおら」に改名し、レストラン経営に加えて食品メーカーとしてのグッドウィルも確立しました。安心安全でおいしい食品の開発に、日々取り組んでおります。「世界最優秀健康維持食品」に認定の「有機玄米スープ」をはじめとして「青梅エキス」等々「すぴなっつおら」ブランド食品はお客様に支えられながら食文化の最前線を担っております。「限りある人生を限りなく健康で」をモットーに明日の達者をめざします。フランスの有名な食通ブリアサヴァランは次のような言葉を残しております。

「You are what you eat」

あなたの食べるものが、あなたそのものです。私はこう訳しますがみなさんはどのように訳されますか?

これからも食と健康という重い課題を背負って私の飽くなき研究は続きます。本書ではここにいたるまでの道のりと、食や健康に関わる「こわ~い話」や目からウロコの「新・真実」を体験に基づいて綴りました。本書が皆さまの健康維持に少しでもお役に立つことができれば幸いです。

〔目次〕

1　「すぴなっつおら」誕生秘話

ローマの平日？

「アルフレードスピザの店」という大きな看板が掲げられているこの店は、イタリア人料理家、アルフレードス・トリオロ氏率いるレストランシステムズのひとつでした。

　この店のオーナーはさまざまな事業を手がける実業家ですが、食品業界は未知の世界だったのです。二か月ほど、リハーサル営業と称してひっそり開店の真似事をしてみたものの、人材育成に伴う諸々の問題が噴出して思案投げ首。そこで、私の出番となったのです。

実は私も、六本木でただ一度だけ食べたピザが心に残り、もう一度もう一度と思いながら忙しさにかまけていたところへ、突然飛び込んできた大根駅にあるというピザハウスの話。

「そうですね。では、まぁ助け舟契約ということで」と、わかったようなわからないような返事をした私ですが、本当はとても興味深く、この時点で私の心はイタリアへと飛んでいってしまったのです。

なんてすてきなんでしょう、地中海一周の旅――。まずはモナコ、それともフィレンツェ。やっぱりローマ、ローマの休日、オードリー・ヘップバーン。トレビの泉、ナポリもいいわ。でも、本当にそんなことできるかしら。できる、できる。できないことなんか何もない。生涯私は向こうで暮らそうかしら……

と、夢はふくらんでいくばかり。

私は潰れかけた会社を拾い上げては立て直し、経営が安定すると興味を失ってしまう、という変な癖がありました。そこで、大きくした会社をさっさと他人に譲り、新たに面白そうな仕事を探すのが常でした。

そういう経歴を見込まれて、店の切り盛りと人材育成をまかされたのですから、店を軌道に乗せるのが私の仕事なのです。

応援団として派遣されたアルフレードス先生の門下生三人は、この店の開店を見届けたうえで、次の店舗のサポートに行かなくてはならないのです。開店まで一週間を残すのみ――。どう考えても時間が足りません。

イタリアの応援団がいるうちに、ピザ作りの技術はもちろん、何でもかんでもありとあらゆるものを吸収しなければなりません。そこで、時間外の特別講習会を設けることになったのです。

スタッフ全員が参加して、アルフレードス組もたじたじの大賑わい。調理室は連日、粉やチーズやピザソースが舞い上がります。そんななか、スタッフの一人がふと、こんなことを言い出したのです。

「本当にだいじょうぶかしら。こんな田舎の片隅でピザなんか、本当に売れるのかしら」

「本当にじゃありません。本気でそんなことを言っては困ります。その発想は大間違いです。たしかに、この地はひなびた片田舎です。でも、こういうところからチャンスが生まれるのです。みなさんの作ったピザが、あるいはこのイタリアンカレーが、海を渡って世界に飛び出す日が必ず来るのです」

「へぇー。そうですか」

「そうですか、じゃありません。本当です。必ず来ます。見ていてください。そう思えばそうなるのです」

　こうして上を下への大騒ぎのなか、おさおさ怠りなく開店の準備も整いました。砂ぼこりにまみれながら立ち並ぶ開店花輪の贈り主は、一流企業のお歴々や国会議員に法律家。オーナーも頭をかきかき「どうもどうも」と、山ほどの来客で賑わうのをよそに、裏方や調理場は修羅場となったのです。

　コーヒーミルに指を突っ込んで大怪我をする者、洗い場に入ったまま一日中抜け出せずに腰を痛めて入院する者、朝から晩までレジに張り付かされて食事もできずに「もうこりごりです」と、一日で辞めてしまう者、忙しさのあまり米を研がずに火にかけ、炊き上がったぬか臭いご飯を「ダメだ」とそのままゴミ箱に捨ててしまう者。大量のお皿といっしょに階段から転げ落ちる者。それを見ていたお客さまは「アラーッ」と叫んで帰ってしまいました。

正直者の学生バイトは、「お客さま、コーヒースプーンが足りないので、早くかき回して次の人に渡してくださーい」と、カウンター越しに大声を張り上げています。コーヒー豆を挽かずにドリップしてしまう者も出る始末。

こうして一か月、二か月、そして三か月……。当初十二人いたスタッフは半分になってしまったのです。

そんなある日、昼になっても出勤してこない鈴木君。見に行くと、なんとアパートはもぬけの殻です。テーブルの上にはこんな書き置きが。

「吉川社長、ぼくは東京の会社が心配です。東京に帰ります。悪しからず、鈴木」

ウヘーッ！　まさか、いや、さもありなん。なんとも複雑極まりない心境でした。いやはや、私としたことが……。

私は、幼いころから食にかかわる仕事をしてみたいと思っていたので、特に違和感もなくこの店に飛び込みました。興味があれば何でもできるものです。

実際、行ってみなければ何も始まらない。やってみなければわからない。考えていても何も生まれない。

よし、行こう。

そして、ささっと仕上げて東京に帰ってくればいい、あわよくばイタリアへと簡単に考えたのです。

でも、スタッフはどんどん減り、片腕の鈴木君も東京に逃げ帰ってしまいました。そこで、あわよくばイタリアへなどという甘い考えを捨てて、もう一度じっくり状況を見つめ直してみたのです。

まず、東京の会社は私がいなくてもだいじょうぶ。仕事の完成度の高いスタッフたちのこと、きっとなんとかやってくれるはず。できあがった会社よりでき損なっている店のほうがやりがいがある、とは負け惜しみだけでもない私の本音でした。

それにしても、「オーナーさん。これで約束どおり私の仕事は終了しましたので、お渡しします」なんて言える日がくるのだろうか。高い集客率を維持してはいるが、企業としての収支は今後安定していくのであろうか。我々が作る食品が世界に通用する日が来るのだろうか。このまま自己満足で終わってしまったら、東京の会社を投げだして私がここに来た意味がない――。などと、さまざまな思いが胸を去来します。

先行きは不透明だけれど、いったん引き受けた以上、力尽きるまでやるしかない、と私は腹をくくったのです。

月日は流れて一周年を迎えるころ、本業が多忙となったので店を手放したいと、オーナーから私に相談がありました。いたしかたなく私が買い取るはめになってしまったのです。店舗の所有者がだれであろうと私の仕事や方針に変わりはなく、相変わらず粉まみれになりながらピザの大量仕込みが続きます。

でも、私は開店当初から、ピザの製造方法を独自のものに変えたいと思っていました。日本人の嗜好に合わせた食品を作りたかったのです。そのためには、アルフレードス・レストランシステムズから脱会しなくてはなりません。脱会したうえで自分の味、自分の製品を作り、ピザの製法特許を取得したい――。開店以来、この思いをずっと胸に秘めていたのです。

いつか、きっと時間をつくってイタリアへ行こう。アルフレードス先生の研究室に行ってみよう。そして、アルフレードス・レストランシステムズから脱会したい、けれどその後もアルフレードス先生のチーズや香辛料などの購入契約は継続したい、と直接お願いしてみよう。そう思っていたのです。

どう考えても殴られてしまいそうなとんでもない要望ですが、話してみなければ前進はありません。ダメでもともと。難しい交渉ですが、行ってしまえばどうにかなるに違いない。まさか殺されることはないでしょう。

私はいつも自分に授かった能力が持ち腐れにならぬよう、自分の力を試し続けてきました。そんな私の集大成です。実行しなければ悔いが残ります。私は急遽イタリアへ飛ぶことにしたのです。

さっそく、スタッフ全員集合！

「私はイタリアに行きます。言葉なんかどうにでもなります。いえ、違います。ローマの休日ではありません。ローマの平日です。仕事です。この店がこれで成功したとは考えていません。今後いっそう繁栄するため、ある交渉をしてくるのです。私の留守中、これだけは守ってください。自信のあるものだけをお客さまに提供してください。プロのプライドを忘れないように。では、行ってきます」

アルフレードス先生の研究室は、大根駅に勝るとも劣らない大の田舎で、ローマの休日ならぬへんぴ村の平日。

ここの住人は終始鼻歌まじりのカンツォーネで、陽気そのもの。雨が降っても傘をさしません。その辺のなるべく大きなフキを切って、ひょいと担いで傘の代わり。それがまた周りの景色に溶け込んで、何の違和感も与えないのがなんとも不思議です。

さて、重大な交渉事の結果が出ました。先生いわく「あなたの気持ちはわかりました。いいですよ。好きにやってください。あなたを信頼しますから」ということで、万事OKの乾杯となったのです。さらに先生はこう励ましてくださいました。

「あなたが大きく成功するよう祈っています。そして、このイタリアで活躍してくれる日を私は楽しみにしています。良き友人でいたいものです」

私は体中から涙がふきだしてしまったのです。この豊かな人間性は、イタリアの大地に育まれたものでしょうか。大根駅のピザハウスにも、東京の会社にも帰らず、私は一生ここで過ごそうか……。私もいつか、こういうことを言えるような人間になれるのでしょうか？

思えば交渉事なんか自分の欲にすぎないことだ。と、反省しきりの私にアルフレードス先生は
「吉川さん、私に訊いておくことはもうありませんか？」

「先生、質問があります。この質問は二回めになりますが、ピザソース作りのヒ・ミ・

ツ、先生特許の黒い粘土状の香辛料、あれは何ですか？　私は気になって仕方ありません」

「よし、それではヒントを教えようネ。それはネ、吉川さん紀州サ。紀州があるから添加物がいらないのサ。」

やっぱり！　私はすぐ分かりました。やっぱり青梅エキスだ！　やっぱり！　感慨深い何かが私の脳裏をかすめます。そうです！　その昔、召集令状によって戦地に向かう父のご無事を祈りつつ夜なべの囲炉裏《いろり》で母と二人、コックリコックリしながら青梅を真っ黒になるまで煮詰めました。そして母はその青梅エキスを水筒のようなものに入れ、千人針に包んで戦地に向かう父に「どうかご無事で……」と遠い昔のひとこまがよみがえります。私七歳の春でした。

このイタリアの旅は私にとって世界何周分にも勝る価値ある旅でした。

どさくさに紛れて新築社屋に

アルフレードスシステムズから脱会が許されたので、私は大量仕込み方式から、注文を受けてから調理する、いわゆるツーオーダー方式に切り替えました。

秘伝「すぴなっつおらのピザ生地」の製法特許を申請するため、準備に取りかかりました。申請の第一関門は食感の安定でした。その次は、日々積み重ねてきた詳細な製造データの作成です。したがって、データ収集や発酵食の適任者である植竹一仁部長が、その任にあたることになりました。

部長にとっては得意分野とあって、朝から晩までベーカリー室で粉とピザソースを撒き散らしながら、湿度計や気圧計を眺めてはブツブツ言っています。さらに彼は、「社長、イタリアの硬水を取り寄せてください」とか、「地中海の粗塩もお願いします」とか、わけのわからないことを言いながら、ベーカリー室をいっそう粉だらけにするのです。

そこに彼の姿が見えないときは、二階のコンピューター室でまたボソボソ言いながら、配合データをいじくりまわしています。

「わかりました。今度こそ本当にわかりました」

と、毎日同じことを言っています。私には何がわかったのか、さっぱりわかりません。はるかイタリアから来た食べ物。ピザという食品の「うまい」「まずい」は生地によって決まります。粉を練る、そして、焼く、という一瞬の技が食感を左右するのです。ベーカリー室は、時折この食感問題で大混乱となります。先程まで百点満点だったピザ生地に、原因不明の異変が起こるのです。こうなると、全員手も足も出ません。まったくの謎につつまれてしまうのです。

この難問解明の糸口さえ見えないまま、私は部長に研究を引き継いだのです。部長の参画によって、解決をみたのは一年後でした。

突然、異変が起こる原因はさまざまありますが、もっとも深く関与していたのは、イタリアの岩山から切り出した巨大な天然石オーブン。この石の温度と外気の湿度、気圧などが複雑に絡み合って、石から発生する遠赤外線のバランスが崩れてしまったときに起こる現象だとわかったのです。

　結論として、食品添加物を使わずに仕込み時間や配合を微調整することによって、ようやく突然変異現象から脱出できたのです。やがて、ピザの食感は不動のものになりました。この発見が念願の製法特許取得の大きな足がかりに成った事は申すに及びません。難問が解けた事で勢いがつき、他の食品も次々と完成を見る事が出来ました。

　昼夜の別なく、二足といわず三足ものわらじを履きながら開発に没頭することになるのですが、思えば一九七六年の開店以来、年中無休のフル回転を五年以上も続けてしまいました。その甲斐あって、念願の自社ブランド商品は、当初の予定の十種を大幅に超えることができました。

　これらの製品は、味にこだわるだけではなく、できる限り天然由来の食材で仕上げました。食感はもちろん、健康面でも、弊社のイチオシ商品と成り、海外に向かって羽ばたくことにもなりました。

ところで、簡単に食品メーカーと申しましても、私どもの財産らしきものは、百坪にも満たないピザレストランのみ。つまり、資金力ゼロ。営業力ゼロ。あるものといえば「美味しい」と自負できる食品群だけ。

このようにゼロだらけの小さなピザハウスが、食品メーカーを志して準備を始めたのが一九八〇年代後半のことでした。メーカー業というとんでもない夢を見たばかりに、私は人生最大の難問にぶち当たってしまいました。

その問題に限っては、やってみればなんとかなるという安易な考えは一切通用しません。なぜなら、言うまでもありませんが、食品製造業を営むからには、建物、設備において自治体の認可を取得しなくてはなりません。私の描いていた設備の設計図とは、経費節減のために今ある建物や設備を最大限に生かし、最小限の追っ付け仕事で済まそうというものでした。

このような甘い考えはすぐに空中分解しました。自治体の食品製造業認可認定担当者はこう言います。

「吉川さん。お気持ちはわかりますが、経費節約は次の段階の問題です。まず、自治体の認定資格を備えた設備にしないと許可証は発行できません」

この言葉で、私はとんでもない資格を取得しようとしていることに、やっと気付いたのです。「アラーッ！」というわけで、さまざまな悲喜劇や思いが詰め込まれた山小屋風のピザハウスは、ついに解体を余儀なくされたのです。

今は遠い昔の話となりましたが、東海大学柔道部の佐藤先生や後の中西先生。そして、ロサンゼルスオリンピックで金メダリストの山下泰裕先生はこの小さなピザハウスで直径五〇センチのジャンボピザをおいしそうに頬張って、いつも笑顔がこぼれていたものです……。

時代は、小さなピザハウスをショベルカーでガリガリと壊してゆきました。なんとかどさくさに紛れながら、二階建ての新築社屋が完成しました。この建物の中に、食品メーカーとして必要不可欠なすべての部門を詰め込んだのです。

スパゲティ、ピザ、パン、ラビオリの各製造室およびコンピューター室。冷凍室、冷蔵室、荷造り出荷室――。

こうして準備万端とはなったのですが、レストランスペースを十分確保できず、山小屋から白壁のモダンな二階建てになったにもかかわらず、小さなピザハウスはもっと小さくなってしまいました。

でも、念願の食品メーカーとしての資格である、「冷凍食品製造許可」「冷蔵食品製造許可」を取得できたのです。

世は昭和から平成へと移り、私にとっても感慨を新たにする人生の折り返し地点でもありました。幼いころから、ものを作る仕事がしてみたいと思い続けてきたので、食品製造業をスタートできることは、何はともあれ、まあまあ納得できる成果でした。

2　玄米スープの開発に成功

玄米スープとの出合い

　私は多くの食品を開発してまいりましたが、なかでも玄米スープの開発はいろいろな意味で最大の難関でした。ピザハウスに玄米？　とけげんに思われた方もいることでしょう。まず、なぜ玄米なのかをお話ししなければなりませんね。

　私には双子の弟がおりましたが、二人とも一歳で亡くなりました。後日母が上京して診察を受けたところ、「脚気」と診断されたのです。「脚気」の母乳を飲み続けたのですから、乳児の死も当然のことだったのです。弟たちの死因がわかってからは、母は玄米を命綱のごとく大切にして、いつも一口五十回も噛んで食べていました。そのせいか、九十歳で大往生となるまで無病息災でした。

そんな母を見て育ったのですから、私が玄米党になるのは当然のことなのでしょうね。

弟たちが亡くなったとき私はまだ三歳でしたので、ほとんど記憶にありません。後に、脚気が原因だったと母に教えられたのです。私は、脚気のお母さんを持つと子どもは死ぬのだと思い込み、「お母さん、脚気にならないで。玄米で治してね」と必死に頼んだものです。

母は「江戸わずらい」についても教えてくれました。

江戸時代、大名たちはまずい玄米を白米にすることを覚えました。白米はピカピカの銀シャリとしてたいへん喜ばれ、広く武士にも食されるようになったのです。

やがて、この銀シャリは町民にも伝わり、文化文政期には江戸の町民の間で大流行しました。すると、江戸の人々の足や顔がむくんで痛み、だるくなったのです。白米ばかりを食べ続けたことで、江戸の人々が「脚気」という病気におかされたのでした。そのため、旅人の間で「江戸に行くと江戸わずらいになる」と噂になったのです。

明治時代に入り、海軍省の医務局長であった高木兼寛氏は、当時軍隊内部で流行していた脚気を麦飯と洋式兵食によってしずめました。

その後、鈴木梅太郎氏が米ぬかから脚気を防ぐ有効成分を分離して、オリザニンと名づけたのはよく知られているところです。これがビタミンＢ１です。ですから、玄米を食べてさえいれば脚気は防げたのです。

このように、母の影響で、私の頭の片隅にはいつも玄米がありました。そう思うと、玄米スープとの出合いは必然だったのかもしれません。

玄米の栄養成分については世界の名だたる各学者がその功績やエピソードを多く残していますが、私がとても興味深く感じているエピソードがあります。それは当時の帝国陸軍の軍医部長であった森林太郎（のちの森鷗外）が帝国陸軍に多勢の兵隊を召集するための手段として、白米ご飯〝銀シャリ〟の大盤振る舞いを掲げました。やがての日清戦争において陸軍では戦闘によって一二七〇人の死傷者をだしましたが、戦闘が原因ではなく脚気による死傷者数は四〇六四人にも達しました。一方白米を食さなかった海軍は脚気を罹ったものは皆無であったとの事。

相変わらずめまぐるしい日々を送る私に、友人が

「ねぇ、行ってみましょうよ。とても不思議な会社があるの」

行って見てビックリ。この工場、個人や企業を問わず様々な実験ができる施設なのです。実はこの工場で行った諸々の実験が弊社の開発食品や健康維持指導の原動力となっていることは申すにおよびません。諸々の実験も終盤に近いある日のこと、ふと覗いた隣の研究室。ビックリ仰天。ビーカーに入った数十種類の玄米が産地別に分けられていて、その横にレトルト袋に入った食品らしきものが寄り添うように並んでいたのです。

「工場長！　これ何ですか？」

「これはですね、玄米博士に頼まれて作ったんですよ」

「そうですか……」

私の目が釘付けになっているのを見て、工場長はこう言いました。

「実験ですから、どんどん作っているんですよ。どうぞ。差し上げますよ」

その袋をわしづかみにして私に押し付けたのです。

私は帰社するやいなや、天然理学研究所の市川博所長に電話しました。しかし、連絡が取れません。

数週間後、やっと市川博所長と新宿でお会いできました。市川所長は、天文学を勉強するうちに農作物にも興味がわき、ついに玄米にまで研究が進むことになったとのことで、私にとっては玄米の神様的存在の方でした。市川所長も私どもをとても大事にしてくださり、ひんぱんに小さなピザハウスを訪問してくださいました。

先生はご自身で、稲作農家の真似ごとのようなことをやっておいででした。私も三回ほど、岩手県にある先生の田んぼに足を運びました。もちろん、無農薬の田んぼですから虫がいます。当時はアルバイトのご婦人方と一緒に虫潰しをしたり、刈り取り後の田んぼで虫の研究をしたり、土の研究もしました。市川所長の田んぼは、備長炭を敷き詰めて害虫対策をしていましたから、備長炭の研究もしました。

所長はおもしろい実験をしてみせてくれました。まず、所長の無農薬の田んぼにいた害虫をつかまえてかごに入れ、農薬をまいた田んぼにつけます。すると、弱って動けなくなり、すぐに死んでしまいます。それまできれいなところに住んでいた虫が農薬にさらされると、死ぬのはあたりまえです。そのための農薬なのですから。

ところが、農薬漬けの田んぼで育った害虫を無農薬の田んぼに入れても、すぐに死んでしまうのです。農薬には耐性があるのに、きれいな水の中では生きられない。これは不思議でした。ますます元気になって動き回ってもよさそうなのに――。所長は、絵を描きながら熱心にその理由を説明してくれましたが、私にはちんぷんかんぷんでした。

このような害虫の生態に始まり、農薬や肥料についてのウンチク、植物の生態、環境問題など、所長の話は尽きることがなく、まるで大学で講義を聴いているようでした。

たしかに玄米は遠い祖先によって食べ継がれてきた食品で、日本人の体は玄米食のなかで形成されてきたといえます。その形成に参与した細胞は、玄米が最大の活動エネルギーであったという記憶を遺伝子に刻み込んでいるはず。

その記憶は子孫代々受け継がれてきました。玄米を食べるだけで、少々の不調ならたちどころに解消されるのはそのためです。

玄米が病気の治療、健康維持に効果があるのは、多くの学者や研究者が指摘するとおりです。農薬や添加物のなかで生きる私たちが、食の救世主とも頼る解毒物質――。それこそが玄米に含まれるフィチン酸なのです。私が特に着目している成分は解毒の王様フィチン酸と、ビタミンEよりも強い抗酸化作用を発揮するガンマ-オリザノールです。

なお、玄米には、モリブデンやマンガン、ビタミンB1、マグネシウム、リンなどの健康成分も豊富に含まれています。

ただし、強い咀嚼力を持ち、嚙む回数も多かった祖先に比べ、やわらかいものしか食べない現代人は、顎の力も弱くほんの少ししか嚙みません。一説によると、弥生時代の人は、一回の食事で約四千回も嚙んでいたそうです。ところが、現代人は六百回程度と激減しているのです。

これでは、かたい玄米を消化するのは無理ですね。玄米が健康にいいからとがんばって食べても、胃に負担をかけるだけで、肝心の栄養成分を取り込めません。この問題を解決するには、玄米を丸ごとペースト状にするしかなかったのです。

すぐれた食品であるのに、まずいから、かたいから、消化できないから、と見捨てるのは、本当にもったいない話です。

自然の恵みを大切にして、その栄養成分を最大限に生かす道をこれからも探っていきたいと思っています。

こうして、有機玄米の手当てがつかないままに、時間だけが流れていきました。

この間、ただ手をこまねいていたわけではありません。所長の田んぼでとれた玄米を使って、玄米スープの研究を着々と進めていきました。

所長の作った玄米スープは、粒子が粗く水っぽくておいしくないうえに、すぐに腐ってしまうのです。でも、所長は食品の専門家ではないのですから、ここまで作っただけでも驚嘆すべきことでした。

「とにかく、もっと細かくすり潰さなくちゃダメですね」

「そうですね。玄米は消化が悪いですからね」

玄米の豊富な栄養成分をしっかり体に取り込むには、ミクロの世界まで潰さなくてはなりません。これは実に難しい作業です。

玄米の皮はかたくて薄いので、何を使っても思うように砕けないのです。ありとあらゆるもので試してみましたが、どうしてもダメでした。

ついには税理士から待ったがかかりました。

「社長、これ以上研究にお金をつぎこまないでください。今ある製品を売っていれば十分ではないですか」

「これは私のライフワークですから、途中で投げ出すわけにはいかないのです」

だいたい、お金を持っているとろくなことにはならない、というのが私の信条でした。お金は少しあればいいのです。体さえ健康であれば幸せに暮らせます。研究にまい進することが私の幸せだったのです。

そんなある日、所長はいつになくあらたまった口調で、こう切り出されました。「吉川さん、ぼくはちょっと体調を崩しているし、他の研究もしなければならない。玄米の研究を引き継いでください。必要としている人がいっぱいいるので、ぜひ販売してください」

突然のことだったので、私はなんと答えたらいいかわかりませんでした。私としては、「すぴなっつおら」の製品に健康を練りこむ、いわゆる商品の副原料として考えていましたので、「玄米スープ」として原液を売り出すつもりはまったくなかったのです。

所長は、玄米スープはほぼ完成したと思っているようでした。

たしかに、北海道の検査機関に玄米スープの検査を依頼したところ、残留農薬はゼロでしたし、フィチン酸やマンガン、モリブデン、ビタミンEなど、栄養成分の数値はすべて申し分ありませんでした。

ですから、七〇パーセントぐらいは完成していたといってもいいでしょう。でも、ものごとは何でもそうですが、最後をつめるのが難しいのです。玄米スープも濃度が不安定でしたし、腐って袋がふくらんで破れることがしばしばありました。

食品のプロである私から見ると、まだ商品として売り出せるレベルには達していなかったのです。

「でも所長。すぐに腐るし、濃度も安定しないし、今の状態では商業ベースには乗せられません」

すると、所長はこう言葉を継いだのです。

「では、製造権も譲ります。たってのお願いだから引き受けてください」

所長はさまざまな福祉施設や医療機関に、玄米スープについて発信していました。すでにたくさんの引き合いがあり、病に悩む人々が完成を待ちわびていたのです。

「でも、私にはお金がありません。研究もここまでです」

「いろいろな食品会社が権利を売ってくれと頼んでくるけど、一生懸命やってくれる人に譲りたいんだ。お金はいらない。頼みます。ひとりでも多くの人を助けてあげたいんだ」

所長に頭を下げられては断れません。それに、病気の人を救いたいという気持ちは私も同じでしたから。

「わかりました。それではお引き受けします」

「じゃあ、よろしくお願いしますよ。吉川さんに引き継いだことを、みなさんに伝えておきますよ」

所長は席を立ちながら、ふと顔をしかめました。

「風邪でもひいたのかな。頭痛がするんだ」

「玄米スープですぐ治りますよ」

「そうだね。もしガンだったら、玄米スープの効果を証明できるからちょうどいいね」

「所長、冗談はやめてください。そんなことより、もっと柔らかい玄米を作ってください。私はこの玄米が硬くて思案投げ首です。パーッと圧を上げて炊きたくなります」

「吉川さんがそういう事を言い出すのではないかとひやひやしてましたよ」

という訳で、後日所長の研究室でお弟子さんたちと一緒にさまざまな実験をしました。

目からウロコ事件も続出。多くの学者や研究者が玄米は完全栄養食品と位置付けていますが、実は炊き方しだいで毒にも薬にもなる諸刃の剣のような食品なのです。玄米が硬いからといって圧力釜で瞬時に炊き上げる方法はとても危険です。そのような高温高圧処理は玄米に含有する糖質とたんぱく質が結合し化学変化を起こし、アクリルアミドという発がん物質が発生するのです。そこで、私たちは屈指の長時間煮溶かし作戦を開発しました。この作戦が功をなし玄米の栄養を百パーセント含有するキラリと光るペースト状有機玄米スープが完成。二十年の永きにおよぶ研究開発に終止符を打ちました。各検査機関のデータも「アクリルアミド・アブシジン酸　検出せず」の証明に、ほっと一息。そっと見守ってくださった多くの方々に感謝です。

天然理学研究所の市川所長はこの完成を見ることなく他界されましたが、所長の願望「困っている方を助けたい」という志を背負って、私たちはさらなる研究、そして実験に挑んでまいります。その一環として、できたてホヤホヤの有機玄米スープによる快眠快便効果の実験を行いました。私は快眠快便がクリアできれば人の健康は八十パーセント完成と考えているからです。

●実験その一

普通に炊いた玄米を普通に噛んで食べ続けた実験では、眠りも排便も高い効果は得られませんでした。

●実験その二

玄米を二百回噛んだ状態の有機玄米スープで同じ実験を行った結果、四十九人中四十七人が、眠りにも排便にも驚くほど高い効果が認められました。

実は私も当時は眠り方がへたでしたから、率先して参加しましたが、そのすばらしい効果に目を見張ったものです。

この実験で、便秘症と不眠症の方には共通点が二つあることがわかりました。双方とも、動物性脂肪や揚げ物などの油っぽい食べものが大好物。なかにはご飯の上にバターをたっぷり乗せて塩を振りかけるなど、本当に困った人もいました。

　次の困ったさんは甘党で、いちごでもなんでも果物に白砂糖をどっさりかけます。これにはびっくりでした。せっかくのビタミンが、白砂糖によって破壊されてしまうのです。この白砂糖については詳しく後述します。

　こうして健康を取り戻された方々の笑顔に出会う時、二十余年におよぶ苦難が一気にぶっ飛んでしまいます。市川所長も天国で大喜びでしょう。泣きべそ顔が笑顔になる日を信じて私といっしょにがんばりましょう。

玄米スープで頭がよくなる？

　玄米スープの完成から三か月ほど過ぎたある日、ご両親とお子さま二人のご家族が、「すぴなっつおら」に食事におみえになりました。レジにて、十四歳とおっしゃる、見るからにさわやかな男の子がこう言うのです。

「おばさん、ぼくね、この玄米スープ知ってるよ。ねー、お母さん。ぼくの友達が言ってたけど、この玄米スープ飲むと首筋のところがさ、すーっとして頭がさえるんだって。ぼくも試してみたら、これはいけると思ったよ。二人でお小遣いためてどんどん飲んでね、東大に飛び級するんだ!!」

　冗談とも言えないこの一言に、ご両親ともどもほっとにっこり。ほわーんと心が温まる瞬間でした。

　男の子の一言が私の脳裏にこびりついてしまったのは事情がありまして、実は植竹部長がこの男の子とまったく同じことを言い続けていたからです。

「玄米スープを飲むと不思議に首筋がすーっとして、頭がすっきりするんだよね。脳の血行がよくなるのかな」

　私自身はあまり感じないのでふーんと聞いていたのですが、この男の子の言葉を聞いてびっくり。その後も同じことを言ってくださるお客さまが続々と現れ、あらためて玄米スープの威力を思い知ったのです。

男の子が感じ、植竹部長が言い続けたこと。頭がすーっとなる感覚は、玄米に含まれる「ギャバ（ガンマーアミノ酪酸）」の効果に違いない、と私は確信しました。ギャバは脳の血流をよくすることで知られている栄養成分です。

このようなさりげないこぼれ話のなかから、食の楽しさや食の不思議さをすくいとってお伝えするとともに、マメで達者を願う方々に向けて、正しい食の摂り方をやさしく提案していきたいと考えています。

私は食品の製造屋であり、レストラン屋でもあるので、お客さまにとっても私どもにとっても便利な点が多いのです。

玄米スープによる健康維持相談の八割はいわゆる生活習慣病で、食の乱れが原因の体調不良ですから、時間が許せば毎日でも当店で、ダイエット生徒用のランチを楽しむことができます。

私も、生徒さんの体調や考え方が日増しに向上していく姿を逐一見ることができるので、より詳細なアドバイスが可能です。そのため、多くの方が体調の改善に成功しております。

玄米スープによる健康維持相談はあとを絶ちませんが、解毒のコツや栄養成分を摂取する時期を間違えなければ誰でも成功します。

余談ですが、私は薬品でも食品でも、口に入るもの、体内に入っていくものには何でも興味があるので、「これはおもしろい。本当かしら」と思えば、自分の体で実験をします。そのため、ひどい目にあったことも数多くあります。

先日も薬局であるものを買い求め、帰社するやいなやペタンと腕に貼ったのです。三十分後、顔面蒼白、めまい、頭痛、嘔吐におそわれ、危うく救急車でした。特別なものではなく、禁煙したい人が気軽に入手するものですが、使用する人によってはたいへんなことになると、またまた新しい発見でした。

このような実験ができるのも、玄米スープという強力な解毒の味方が手元にあるからかもしれませんね。

そしてこのペタンは私が喫煙者ではなかったので、ひどい目にあったのかも知れませんが……。

世界最優秀健康維持食品に認定

二〇〇八年、一通の手紙が舞い込みました。元皇族、伏見博明氏が総裁でいらっしゃる「一般社団法人日本文化振興会」からでした。「社会文化功労賞」の候補になったとのこと。驚きながらありがたくお受けしました。

伏見総裁の推薦によって「すぴなっつおらの有機玄米スープ」は、「世界最優秀健康維持食品」として、U.S.A. Non－profit I.A.E. の認定を受けました。そのうえ、ダイエットの権威として、アメリカの栄養学の博士号（Doctor of Dietetics）も授与されました。

私はただひたすら自分の好きなことをやってきただけなのに、結果として悩める方々のお役に立ててうれしく思います。

これらの賞をいただくにあたりましては、いろいろな過程をクリアーしてのことでしょうが、私が一番ドキンとしたのは「あなたを数年間追跡調査した結果、この賞の候補とします」という、一般社団法人日本文化振興会の文面でした。

「私は何か悪いことをしなかったかしら？　人に誇れる生き方をしていたかしら？」

と、しきりに心配する私に、

「だいじょうぶですよ、社長」

と、植竹部長。

昨今は農薬が問題視されるようになり、農薬や化学肥料を使わずに有機栽培をやろうという機運が高まってきました。私どもは、時代の先端を走りすぎていたのかもしれません。ようやく世間が追いついてきた、といえるでしょう。

品質のすぐれた玄米を、生産者の協力を得ながら良い食品に仕上げ、日本の、いや、世界の津々浦々までお届けできればと考えております。

3　玄米は栄養の宝庫

玄米のすばらしさについては、今さら私が申すまでもなく、多くの学者や研究者がすでに指摘しています。

マルチ栄養食品とか完全栄養食品といわれるように、玄米には数十種にものぼる栄養成分が含まれています。ここでは、主な栄養成分とその効用についてお話ししたいと思います。

白米より栄養価の高い玄米

収穫後の米の籾殻を除いたものが玄米です。精米機で果皮や種皮、でんぷん層、胚芽を取り除き、胚乳だけになったものが白米です。実は白米が捨て去った部分に多くの栄養成分が含まれているのです。

それまで白米を食べていたけれど玄米に変えたという人に聞いてみると、「毎日お通じがちゃんとある」「便の色がきれいになり量も増えた」「朝スッキリと目が覚めるようになった」「疲れにくくなった」「集中力が持続する」「貧血でフラフラしなくなった」という声が多く寄せられます。

白米を玄米に変えただけで、おかずのメニューは変わっていないという人が多いことから、前述した数々の効果は、やはり玄米に含まれるさまざまな栄養によるものと考えられます。

言うまでもなく自然乾燥した玄米は発芽しますが、白米は発芽しません。なぜなら、発芽に必要な栄養が除去されているからです。これこそが「玄米のチカラ」。玄米と白米の栄養価の違いは明らかなのです。

　玄米に含有する栄養成分は六十種類以上ですが、もっとも注目すべきものを記載します。

体の材料となるたんぱく質

　たんぱく質には、肉類や魚介類、卵、乳製品などの動物性たんぱく質と、穀類や豆類などの植物性たんぱく質があります。どちらもアミノ酸に分解され、小腸から肝臓に運ばれ、血液を通って全身に送られて、血液や毛髪、内臓、筋肉、皮膚などの材料となります。

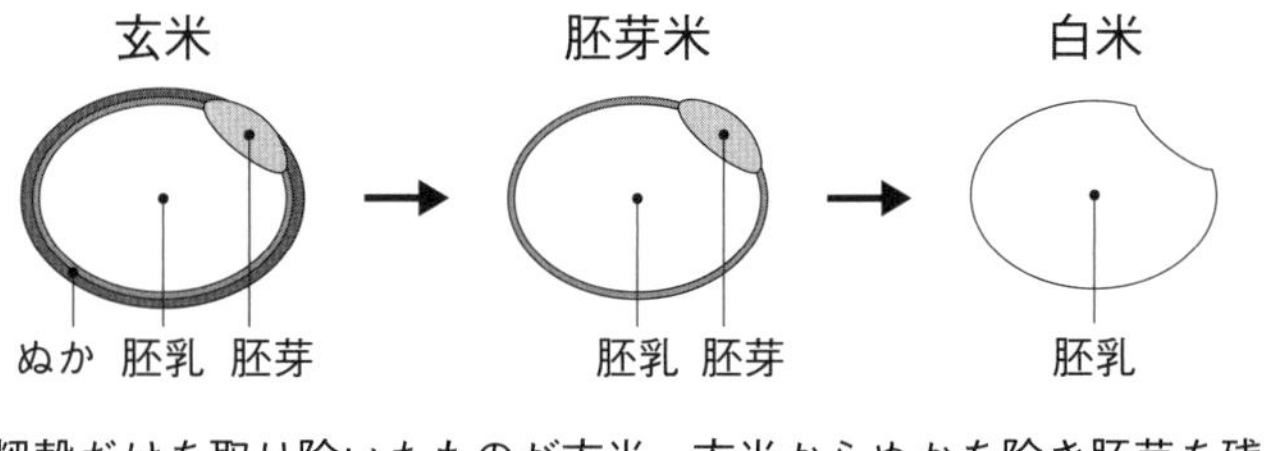

籾殻だけを取り除いたものが玄米。玄米からぬかを除き胚芽を残したものが胚芽米。胚芽も取り、胚乳だけになったものが白米。

アミノ酸は二十種類あるといわれ、体内で合成できるアミノ酸と、体内で合成できないアミノ酸があります。後者は九種類あり、食事から必ず摂る必要があることから「必須アミノ酸」と呼ばれます。

動物性たんぱく質と植物性たんぱく質に含まれるアミノ酸の種類や量は、それぞれ異なるので、バランスよく摂取することが大切です。たんぱく質が不足すると、血管や筋肉が衰えたり、皮膚がカサカサになったり、体の抵抗力が落ちて病気になりやすくなるので注意しましょう。

玄米に含まれるたんぱく質には、次のようなものがあります。

●筋肉のエネルギー源となるＢＣＡＡ

ＢＣＡＡとは、バリン、ロイシン、イソロイシンの総称で、分岐鎖アミノ酸(Branched Chain Amino Acids＝ＢＣＡＡ）と呼ばれています。

ＢＣＡＡは、筋肉を構成している必須アミノ酸のうち約三〇～四〇パーセントを占め、筋肉の維持には欠かせない成分です。運動すると、筋肉はＢＣＡＡを燃やしてエネルギーを作りますが、不足していると、筋肉中のたんぱく質を分解してＢＣＡＡを作るため、筋肉の損傷をまねきます。

運動する前にＢＣＡＡを補充しておくと、効率よくエネルギーが作られるので、筋肉疲労を軽減してスタミナを維持でき、運動のあとに補充すれば、痛んだ筋肉を回復させ筋肉痛を軽減できるといわれています。

●疲れた肝臓をいたわるリジン

リジンは体内で合成できないので、食べ物から摂取する必要がある必須アミノ酸の一つ。脂肪燃焼に不可欠なカルニチンという物質の原料にもなります。

ブドウ糖の代謝を促進したり、カルシウムの吸収を助けたり、体の組織を修復する働きがあるほか、肝臓の機能を高める働きもあるので、年末年始の暴飲暴食で肝臓が弱りぎみの人には必要な栄養素です。

また、リジンの含有量が少ない精白米や小麦粉（パンなど）を主食にしている人、過激なダイエットをしている人は、リジン不足になりがちなので注意しましょう。リジンが不足すると、疲れやすく集中力がなくなる、目が充血する、といった症状が出るといわれています。

●セロトニンの原料トリプトファン

トリプトファンは、食べ物から摂取しなければならない必須アミノ酸の一つ。体内でニコチン酸（ビタミンＢ３、ナイアシンともいう）の原料になるほか、脳内では神経伝達物質の一つであるセロトニンの原料になります。

セロトニンには、睡眠導入作用や鎮痛作用、抗うつ作用、精神安定作用などがあるとされており、不足すると情緒不安定になったり、うつ状態になりやすいといわれています。ストレスがたまったときに、うつうつと落ち込んだり、キレたりしないようにするためにも、ふだんからセロトニン不足にならないようにしましょう。

セロトニンを増やすためには、トリプトファンが多く含まれる玄米がおすすめです。

●肝臓にやさしいメチオニン

メチオニンも体内で作られないので、必ず食べ物から摂取しなければならない必須アミノ酸の一つ。メチオニンは、硫黄を含むアミノ酸で、肝臓に入ってきた老廃物や毒素などを排除して代謝をよくしたり、アルコールの分解を助けたりします。

また、アレルギーの原因となるヒスタミンの血中濃度を下げる、髪の毛の主要材料であるシスチンの生成を助ける、コレステロールの生成を抑える、といった働きがあるといわれています。

メチオニンは、肝臓をいたわる必須アミノ酸といえますが、メチオニンをちゃんと摂取しているからといって、アルコールの飲みすぎ、脂肪の多いおつまみの摂りすぎはNG。肝臓だけでなく、全身に悪影響を及ぼします。

●脂肪肝を防ぐスレオニン

必須アミノ酸のうち、最後に発見されたスレオニンには、成長や新陳代謝を促進する作用があるといわれています。

また、脂肪の多い食べ物を多く摂取すると、余分な脂肪は肝臓に蓄積されます。その結果、過剰な脂肪がたまった状態を脂肪肝といいます。珍味として有名なフォアグラは、ガチョウを人工的に脂肪肝にしたもの。脂肪肝は、これと同じような状態になってしまうわけです。

脂肪肝を放置すると、動脈硬化などさまざまな生活習慣病を引き起こしますが、スレオニンは、肝臓に脂肪が蓄積するのを防ぐことがわかっています。スレオニン不足にならないよう、良質のたんぱく質を含む玄米を食べましょう。

●特に子どもに不可欠のヒスチジン

大人は体内でヒスチジンを合成できますが、子どもは体内で合成できないため、一九八五年から必須アミノ酸として加わったのがヒスチジンです。血液のヘモグロビン中に多く含まれ、乳幼児の発育、赤血球や白血球の形成に欠かせないアミノ酸です。

神経機能をサポートして情報伝達を強化したり、脂肪の分解をうながしたりします。また、体が酸化するのを防ぐ抗酸化作用があり、紫外線によるダメージから皮膚を守ってくれます。

ちなみに、ヒスチジンから作られるヒスタミンは、通常は脂肪細胞などに存在しますが、外傷や薬物、アレルギーを起こす原因物質が体内に入ってくると放出され、かゆみや鼻水などのアレルギー症状を引き起こします。ヒスタミンには大切な役割がもう一つあります。脳の満腹中枢を刺激して「もう、おなかいっぱい」というサインが早く出るので、食べすぎを防いでくれます。

●意欲を出させるフェニルアラニン

フェニルアラニンは、必須アミノ酸の一つです。糖質の吸収を抑えて体脂肪の増加を防ぐ働きがあるほか、慢性的な痛みを軽減する働きもあります。

また、フェニルアラニンは、チロシンというアミノ酸の原料でもあります。チロシンは、細胞の新陳代謝を活発にする、甲状腺ホルモンの原料になるだけではありません。意欲を生み出したり幸せな気分になるドーパミンや、神経を興奮させてやる気を出すノルアドレナリンといった、脳内の神経伝達物質に変換されます。

最近、ちょっと疲れぎみで、なんとなくやる気が出ないという人は、栄養不足の可能性大。微量でもさまざまな栄養素が影響しあうことが健康効果をもたらします。毎日でなくてもいいですから、栄養バランスのすぐれた玄米を食べましょう。

●元気をつくるアスパラギン酸

私たちの体には、エネルギーを産生する「ＴＣＡ回路」というシステムが備わっています。このＴＣＡ回路がスムーズに働くことでエネルギーが生み出されているのですが、カリウムやマグネシウムなどが不足すると、その効率がダウン。体に必要なエネルギーが作られなくなり、パワーが出なくなってしまいます。

そこで役立つのがアスパラギン酸です。即効性のあるアミノ酸の一つで、カリウムやマグネシウムを細胞内に送り込み、エネルギーの産生効率をアップさせます。TCA回路の効率がよくなると、疲労物質といわれる乳酸がどんどん燃焼されるので、疲労回復にも不可欠です。

また、私たちの体重の六〇パーセントは水分（体液）です。体液の電解質バランスが崩れると体調不良を起こしますが、この体液バランスを整えるのもアスパラギン酸の働きの一つです。

●筋肉や腸に必要なグルタミン

グルタミンは、筋肉を構成する重要なアミノ酸の一つで、激しい運動などによる筋肉の破壊を防いだり、筋肉の疲労回復を早めたりします。

本来は体内に貯蔵されているアミノ酸で必須アミノ酸ではないのですが、激しいスポーツやトレーニング、ダイエットなどで不足することがあり、必要に応じて補充するとよいので、条件付きの必須アミノ酸ともいわれています。

また、腸管のエネルギー源となって腸の粘膜を保護するほか、胃腸の働きを正常に保つために作用します。

腸管には免疫システムがありますが、この免疫システムを支える免疫細胞のエネルギー源でもあります。体に害を及ぼす病原体が侵入しないよう、免疫力を高めるために必要なアミノ酸です。

●体に不可欠なアルギニン

アルギニンは、血管を広げるときに重要な働きをしています。

一酸化窒素は大気汚染にかかわる有害物質というイメージが強いのですが、一方で血管を拡張させて血流をよくすることがわかっています。さらに悪玉のＬＤＬコレステロールが酸化して動脈硬化を促進するのを抑える働きもあります。

一酸化窒素のこうした働きは、一九九八年、ノーベル生理学・医学賞を受賞した研究によって認識されるようになりました。この一酸化窒素の原料となるのがアルギニンです。

また、私たちの体内では、たんぱく質が代謝される過程でアンモニアが発生します。食事で摂取する以外にも、筋肉や腸で合成されるアンモニアは、尿酸や尿素に変換されて尿となって排泄されます。このアンモニアを、尿素に変換するのもアルギニンの働きです。

●肝臓を守るアラニン

私たちの体を構成する二十種類のアミノ酸のうち、もっともエネルギー源として利用されやすいのがアラニンです。

特に肝臓のエネルギー源として不可欠です。アルコールは肝臓で代謝されますが、アラニンはアルコールの分解効率をアップさせ、二日酔い防止に役立ちます。最近では、肝臓の細胞の再生を助ける働きがあることから、肝臓の機能を向上させるアミノ酸として注目されています。

また、肝臓でグルコース（糖）に変換され、体のエネルギーとして必要な糖を作り、スタミナを補給する働きもあります。

アラニンは、シジミや海苔などにも多く含まれています。肝臓のために、玄米ごはんに、シジミのお味噌汁、海苔などの伝統的な和食を摂るようにしましょう。

●皮膚や毛髪の健康を守るシステイン

食品や化粧品、医薬品にも使われているので、システインという名前には聞き覚えがあると思いますが、システインは、皮膚や毛髪、爪の主成分であるケラチンというたんぱく質に多く含まれる非必須アミノ酸です。体内では、メチオニンというアミノ酸から合成されます。

皮膚や毛髪、爪の構造を安定させるほか、すぐれた抗酸化作用で活性酸素を除去し、細胞の新陳代謝をうながします。また、黒いメラニン色素が増えて皮膚に沈着するとシミやソバカスができますが、システインは黒いメラニン色素の産生を抑える働きがあります。

肌の老化を防ぎたい人、抜け毛が気になる人、爪の健康が気になる人は、積極的に摂取したいところ。ただし、どんなに効果があっても、一つの成分だけを摂取するのではなく、玄米のようにアミノ酸バランスのよい食材を選ぶことが大切です。

体のエネルギー源になる糖質

糖質は、次の三つに分類されています。

- 単糖類

ブドウ糖、果糖、ガラクトース

- 二糖類

麦芽糖、しょ糖（砂糖）、乳糖

●多糖類

でんぷん（ご飯、パン、麺類、イモ類など）、グリコーゲン

糖質は消化吸収されやすく、最終的にはブドウ糖となって血液と一緒に全身をめぐり、体のエネルギー源となります。特に脳のエネルギー源はブドウ糖だけなので、不足しないように注意しましょう。

ただし、エネルギーとして使われなかった分は、脂肪となって貯蔵されるので要注意。糖質を摂りすぎないことも大切ですが、糖質の代謝を促進してエネルギーに換えるときに不可欠な、ビタミンＢ１をしっかり摂ることも必要です。その点、玄米にはビタミンＢ１が多く含まれているので安心です。

健康づくりに不可欠な脂肪

脂肪は、飽和脂肪酸と不飽和脂肪酸とに大きく分けられます。

エネルギー源になるけれど、悪玉コレステロールや中性脂肪を増やし、血液をドロドロにして動脈硬化をうながすのが飽和脂肪酸です。

エネルギー源になるだけでなく、コレステロールや中性脂肪を減らして血管の健康を守り、動脈硬化を防ぐのが不飽和脂肪酸です。

また、不飽和脂肪酸のうち、体内で合成できないため、必ず食べ物から摂取する必要があるものを必須脂肪酸と呼びますが、玄米には、必須脂肪酸であるオレイン酸とリノール酸が多く含まれています。細胞の活動を活発にして、体の抵抗力もアップさせます。

健康のためには、良質の脂肪酸を過不足なく摂ることが大切です。

玄米に多い食物繊維の働き

食物繊維は、人の消化酵素では消化できない食べ物の成分です。穀類や野菜などに含まれる不溶性食物繊維（水に溶けない）と、果物や海藻などに含まれる水溶性食物繊維（水に溶ける）があります。

ひと昔前までは食べ物のカス扱いでしたが、最近では、生活習慣病の予防に役立つことから、五大栄養素に続く第六の栄養素ともいわれています。

玄米に多く含まれている不溶性食物繊維は、水分を吸収して便のかさを増やすとともに、便をやわらかくし、腸の運動を活発にするので便秘予防に効果的です。また、有害物質を吸着して一緒に排泄したり、腸内の善玉菌を増やす働きもあります。玄米をよく噛んで食べれば、食べすぎを防ぎ、健康的にダイエットできるでしょう。

現代人に不足しがちなビタミンＢ１

ビタミンＢ１（化学名チアミン）は、一九一〇年（明治四十三年）に、脚気の研究をしていた鈴木梅太郎博士が米ぬかから発見し、オリザニンと命名。現代では、ビタミンＢ群のなかでもっとも不足しがちなビタミンといわれています。

ビタミンＢ１が不足すると、糖質がスムーズにエネルギーに変換されなくなるので、疲れやすくなったり、居眠りが多くなったり、口内炎ができやすくなります。また、糖質を栄養源としている脳神経の働きにも影響し、イライラしたり、集中力がなくなったり、記憶力が低下します。

ビタミンＢ１が含まれるぬかの部分を取り去った白米ばかり食べている人、多忙な人や運動量が多い人などは、ビタミンＢ１不足になりやすいので要注意です。

体のさびを防ぐビタミンE

水を入れた小皿に玄米を入れておくと発芽しますが、コメの生命そのものといえる部分は胚芽です。種子からイネへと成長するために必要なビタミンやミネラルなどの微量栄養素が豊富に含まれています。

そのなかの一つ、ビタミンEは脂溶性ビタミンで、抗酸化作用にすぐれています。体内に必要以上に活性酸素が増えると、たんぱく質や脂質の酸化、酵素の変化などが起こり、体の細胞がダメージを受けます。細胞膜が傷ついて細胞が破壊されたり、たんぱく質の異常などが生じ、その結果、動脈硬化や老化のスピードが速まるといわれています。こうした酸化によるさまざまな害を防ぐのがビタミンEなのです。

白米にはほとんど含まれていないので、健康のためには主食を玄米にするとよいでしょう。

●スーパービタミンE、トコトリエノール

ビタミンEは四種の「トコトリエノール」と四種の「トコフェロール」の合計八種類の総称です。一般にビタミンEというとトコフェロールを指すのですが、トコフェロールよりも強力な抗酸化作用を持っているのがトコトリエノールです。白米では除去されている「ぬか層」に含まれ、スーパービタミンEとして注目されています。

活性酸素は、体内の細胞やコレステロールを酸化させ、ガンや動脈硬化をはじめ、あらゆる生活習慣病を引き起こす原因の一つといわれていますが、トコトリエノールは、悪玉コレステロールの増加を抑えるほか、活性酸素を除去する抗酸化作用にすぐれています。体のさびを抑え、老化防止に不可欠な成分です。

代謝に不可欠なナイアシン

植物性食品にはニコチン酸として、動物性食品にはニコチンアミドとして存在する水溶性ビタミンを、総称してナイアシンと呼びます。玄米には、白米の約五倍もナイアシンが含まれています。

ナイアシンは、糖質や脂質、たんぱく質を分解してエネルギーを作るときに不可欠な成分です。さらに、皮膚や粘膜の健康を助けたり、コレステロールや中性脂肪を減少させたり、血行をよくする働きがあります。

普通の食事では過剰摂取になることはありませんが、サプリメントなどでニコチン酸を大量に摂取すると、皮膚が赤くなったり、むずがゆくなったりするといった症状が現れるので注意しましょう。

不足しがちなマグネシウム

カルシウムやリンとともに、骨や歯の形成に欠かせないマグネシウム。体の各種酵素の働きを助けてエネルギーを作ったり、神経や筋肉の働きを正常に保ったり、血圧や体温の調節にもかかわっているミネラルです。

マグネシウムは、カルシウムが筋肉細胞や神経細胞に入ってくる量を調節していますが、マグネシウムが不足すると、筋肉が緊張してけいれんを起こしたり、足がつったり、神経が興奮してイライラするほか、筋肉のかたまりともいえる心臓の働きにも影響をおよぼし、不整脈や心筋梗塞などの虚血性心疾患のリスクが高まるといわれています。

アルコールをよく飲む人、ストレスが多い人は、マグネシウム不足になりやすいので注意しましょう。

脳と体の健康を守るリン

脳や神経、筋肉、肝臓など、さまざまな組織に含まれているリンは、カルシウムと結合して骨を形成したり、糖質の代謝を助けるなど、健康づくりに不可欠なミネラルの一つです。

玄米には、八種類のリン脂質が存在することがわかっています。そのなかの一つであるホスファチジルコリンは、脳の神経細胞などの細胞膜に含まれるリン脂質のうち、三〇～五〇パーセントを占める重要な成分で、レシチンとも呼ばれています。

また、ホスファチジルコリンは、記憶力を高める脳の神経伝達物質として有名なアセチルコリンの原料です。脂肪の分解を促進して、脂肪肝や動脈硬化を防ぐ効果があるともいわれています。

玄米を食べて、若々しい脳と体を保ちましょう。

酵素の働きを助けるモリブデン

モリブデンは、有害な物質の分解や体外への排出にかかわる酵素の働きを助けるミネラルです。糖質や脂質の代謝をスムーズにします。代謝とは、摂取した栄養素をエネルギーに変換することで、代謝の良し悪しは健康づくりに大きな影響をもたらします。

モリブデン不足だけが原因ではありませんが、代謝が悪くなって血液中に糖質や脂質が増えると、さまざまな生活習慣病が引き起こされるだけではなく、動脈硬化の進行が速まります。

また、モリブデンには尿酸の生成を抑える働きがあるので、モリブデンが不足すると尿酸が増え、高尿酸血症や痛風にかかりやすくなるといわれています。

さらにモリブデンは、体内で鉄分の利用を促進するので、貧血防止に役立ちます。肝臓や腎臓に存在する酵素を活性化する働きもあります。

微量でも健康に不可欠なマンガン

マンガンは、たんぱく質や糖質、脂質の代謝にかかわる多くの酵素の構成成分であるとともに、さまざまな酵素を活性化して代謝をスムーズにします。

過酸化脂質（脂質が酸化した状態）を抑える酵素の成分でもあり、動脈硬化や老化の進行を防ぐ効果も期待できます。

また、骨の形成に必要とされる栄養素としてカルシウムやリンが有名ですが、実はそれ以外にもビタミンやミネラルが必要なのです。マンガンもその一つで、骨の形成を促進し、じょうぶな骨や関節を作ります。

生殖機能とも関係があり、マンガンが不足すると性ホルモンの合成能力が低下するため、生殖能力が落ちたり、生殖腺機能障害が起こったりするといわれています。

さらにマンガンは、自律神経などの神経作用にも関係し、正常な状態を保つために必要です。

注目のガンマーオリザノール

ガンマーオリザノールは、米ぬかの脂質に多く含まれている成分です。自律神経の働きを調節したり、消化管のコレステロールの吸収を抑えたり、血液中のコレステロール値を低下させることがわかっています。

不定愁訴と呼ばれる体の不調や脂質異常症、更年期障害で悩んでいる人に、おすすめです。

また、ガンマ-オリザノールは、体内で代謝される過程でフェルラ酸となります。フェルラ酸は、ビタミンEよりも強い抗酸化作用を発揮します。活性酸素によって細胞が酸化するのを防ぐパワーが強いことから、美肌づくりや老化防止に効果的だといわれています。

ガンマ-オリザノールとフェルラ酸。どちらの成分も、単独で医薬品や化粧品などに応用されています。

イライラを解消するギャバ

玄米の有効成分の一つとして有名なギャバ。正式にはガンマ（γ）-アミノ酪酸といい、英語の Gamma-Amino Butyric Acid の頭文字をとってＧＡＢＡ（ギャバ）と呼ばれています。

ギャバには、脂質の代謝を促進して肥満を防ぐ効果があるほか、腎臓の働きを活発にして血圧を下げる、肝臓の働きを活発にしてアルコールの代謝を促進する、といった効果もあります。また、特筆すべきは脳内の神経伝達物質として、興奮を抑える働きがあることです。イライラをやわらげるので、ストレスの多い人におすすめです。

玄米に含まれるギャバは、白米の三倍です。もっともギャバが多いのは発芽玄米です。

有害物質を排泄するフィチン酸

玄米に多く含まれるフィチン酸は、病気の元凶である活性酸素の発生を抑えたり、発ガン物質や放射性物質などの有害物質を体外へ排泄するといわれますが、ミネラルの吸収を阻害する働きもあり、この点を問題視する声もあります。

フィチン酸は、ビタミンＢ群の仲間であるイノシトール（Ｉ）に、六個のリン酸（Ｐ）が結合したリン酸化合物（ＩＰ６）です。

この六個のリン酸に、カルシウムや亜鉛、鉄、マグネシウムといったミネラルがくっつくと、水に溶けないフィチン酸塩となり、体に吸収されなくなってしまうのですが、これを解決するのがフィターゼという酵素です。

フィターゼは、玄米を炊く前に水にひたすほどたくさん作られ、フィチン酸を分解。イノシトール、リン酸、ミネラルは水に溶ける形となり、体に吸収されるのです。

〈追記〉

玄米には、有害物質が体内に吸収されるのを防止したり、その排泄を促進する効果があるといわれていますが、その効果について、興味深く感じた記述がありましたので、ここに掲載いたします。

一九四五年八月九日、長崎に原爆が投下された。その爆心地から、たった一・八キロのところで、当時聖フランシスコ病院医長であった秋月辰一郎博士と病院関係者は全員被爆した。

博士は焼けただれて痛がる人々に、「水を飲んではいかんぞ！」と大声でどなった。おそらく直観的に、血液の濃さを保ち、血液を水でうすめることなくガードしようとしたのだろう。

さらに博士は、次のように職員に命令したという。

「爆弾をうけた人には天然塩がいい。玄米飯にうんと塩をつけてにぎるんだ。塩からい味《み》噌《そ》汁をつくって毎日食べさせろ。そして、甘いものを避けろ。砂糖は絶対にいかんぞ」（秋月辰一郎著『死の同心円―長崎被爆医師の記録』講談社刊・絶版）

「放射線宿酔」と呼ばれる、レントゲンを受けたあとに起こることがある全身の倦怠《けんたい》や頭痛などの症状には、体験上、生理食塩水より少し多めの天然塩分を含んだ水を飲むとよいということをとっさに思い出し、原爆の放射能から体をガードするには、塩が有効であることを推理したのだ。みそ汁の具は、カボチャであった。のちにわかめのみそ汁も多くとったらしい。砂糖を禁じたのは、砂糖は造血細胞に対する毒素であり、天然塩のナトリウムイオンは造血細胞に活力を与えるという、彼自身の食養医学によってである。

　すると、どうであろう。そのとき博士といっしょに患者の救助にあたったスタッフらに、いわゆる原爆症が出なかったのである。ふつうなら、しだいに原爆症の症状が出て、進行してしまうところなのに、彼らはそれからのち、ずっと現実に生き延びているのである。

　このことは、私にとって大きなショックであった。食というものによる、見かけからはなかなかわからない「体質的な強さ」というものの重い価値を知り驚嘆した。ちょっとした体質のガードが、明らかに生と死を分けているからである。

（大塚晃志郎著『体はこうして癒される』サンマーク出版）

次に医学常識について興味津々の記述がありますので掲載します。

私がこれまで述べてきたとおり、栄養の摂り方によって、人間は健康にもなれば病気にもなる。それぞれの個体差に合わせて正しい栄養を摂取していれば、脳をはじめとする病気を予防できるのみならず、体の老化も遅くすることができるのである。

それなのに、日本の医者はいまだに「栄養は栄養士」任せである。そして、栄養士はカロリー計算と、厚生省の指示に忠実にメニューを作ることに明け暮れている。

さらに、医学の近代化を実現するためには、分子生物学との連携が絶対に欠かせない。とかく学者というのは、古くからの縄張り意識を引きずって生きる動物である。だが、無意味な垣根はすぐにでも取り払うべきである。分子生物学には分子生物学の専門家がいるわけだから、医学者にそのすべてをマスターしろとまでは言わない。だが、病気の仕組みを理解しようとするのであれば、そのアウトラインぐらいは把握しておくのが医学者の責任というものだろう。せめて、最先端の生命科学者による多大な成果に目を向け、耳を傾ける姿勢ぐらいは持たなければ、人の命を預かる仕事にたずさわる資格はない。

もちろん、世の中のすべての医者がそれを理解していないわけではない。私の友人に、本永《もとなが》英治《えいじ》氏という医者がいる。彼は沖縄の離島にある診療所に赴任した際、私が提唱している分子生物学に基づいた栄養療法を採り入れた。その結果、それまでよりも診療の効果が上がるようになり、評判を聞きつけた患者がわざわざほかの島からも訪れるようになったという。

ただし、患者が増えても病院の収入は増えない。栄養療法を採り入れれば、当然、薬の使用量が激減する。そのため、その診療所でも売上げが彼の赴任前の一〇分の一にまで減ってしまったそうだ。その結果、彼は監督官庁から大いに文句をつけられたとのことである。しかし、診療効果が上がり、医療費負担が減ったのだから、これほど世のため人のためになっていることはない。褒《ほ》められることはあっても、文句を言われる筋合いはないだろう。そういう本末転倒な価値意識が、この国の医療行政にはこびりついているのである。

　そのような例は、枚挙にいとまがない。たとえば、浜松の聖隷《せいれい》三方原《みかたがはら》病院の栄養科課長・金谷《かなや》節子《せつこ》女史（現浜松大学健康プロデュース学部健康栄養学科准教授）は、分子栄養学を基盤に病院食を工夫している。それに対して医師からクレームがつくことがあるという。医師には新しい栄養学を理解し、学ぼうという向学の気持ちなどさらさらないのだろう。

　こんな例もある。旭川の糖尿病専門病院の管理栄養士が、ある入院患者にタンパク質やビタミンの摂取を勧めたところ、症状の改善がめざましかった。このことが、他の患者さんたちの間で評判となり、医師の耳にも届いた。そして、その栄養士は「勝手なことをするな」と病院長のお叱りを頂戴する羽目になったのである。

　また、意識の変革を迫られているのは医学界の人間だけではない。健康が日常の食生活に大きく左右されるものである以上、病気になるか否《いな》かは本人の意識にかかっている。

—（三石巌著『医学常識はウソだらけ　分子生物学が明かす「生命の法則」』祥伝社黄金文庫）

　そこで私、沓那からひとこと。実は平成二十六年三月の事、七十代前半の女性Ａさんがやって来ました。いわく「私は腎臓疾患で十年も通院しましたがどの病院も治してくれません。ついに透析という最悪の事態になりました。どうか昔の健康を取り戻したい」との事。検査報告書によると最悪の様子が伺えます。私は早速、過去の実績に基づき究極の体質改善法を提案。私が見守る中、Ａさんの必死の努力が続きます。ついにその結果が出ました。平成三十年三月、夢の体質改善の兆しが見え初めました。もちろん体調もよく、そこかしこに明るさを感じさせます。透析問題も解除目前のある日Ａさんは腹痛により緊急入院。何が起きたのか、Ａさんいわく「体調がよくなりはじめた三十年三月ころから病院の食事指導が急に始まったのでそれに従った」との事。それによると「海老天等の天ぷらを毎日三食食べ続ける事」

　実は全ての油脂類。Ａさんにとって最悪の食材と位置づけて重ね重ね私が注意をしてきた食材だけにとっても残念。コワーイ話です。腎臓の悲鳴がきこえます。

そこで一言。「私の病気を治しなさいよ」と言ってドクターショッピング（ドクショ）をしても誰も治してはくれません。さまざまな情報を正しく入手した上で、いざ病気を治すのは自分自身なのだと云うことを肝に命じるべきではないでしょうか？

この油脂について朝日新聞二〇一五年九月十六日の天声人語に掲載のポテチ税導入に至ってしまったハンガリーの話が紹介されていますが、ポテチにしても天ぷらにしてもあのサクサクとしたカリカリ感はショートニングつまりトランス脂肪酸という魔法使いの仕業なのです。ここでショートニングについて先の文献からの記述を添付します。

マーガリンとショートニングは〝健康の大敵〟

これまでの栄養学は、どちらかというと「引き算」の食生活を日本人に提案してきた。発ガン物質や動物性脂肪に代表されるように、「これは食べてはダメ、あれも危険が大きい」といった具合にネガティブな情報を発信してきたわけである。

これに対して私の分子栄養学では、基本的に「足し算」の食生活を考える。栄養は必要な絶対量が決まっているから、必然的に「これを食べなければいけない、あれも必要だ」というポジティブな発想になる。

ただ、そうは言っても「引き算」がまったく不要なわけではない。やはり有害な食品はある。とくに私が絶対に口にしないのは、バターの代用品であるマーガリンと、ラードの代用品であるショートニングである。現時点で、健康のために「食べてはいけない」と断言できるのは、この二つだけと言ってよい。

今までの「常識」では、これと逆のことが言われてきた。ほとんどの人は、バターよりマーガリン、ラードよりショートニングのほうが、健康にいいと信じているに違いない。それは、先ほど述べたような動物性脂肪に対する誤った認識が広まっていたからである。本書の読者は、すでに動物性脂肪の優秀さを理解しているわけだから、バターやラードを避ける理由など何一つないことをよくおわかりのことだろう。

マーガリンやショートニングが有害だという理由は、単にそれが酸化しやすい脂肪を使っているという点ばかりではない。これらの代用食品は、もっと重大な危険をはらんでいるのである。

マーガリンやショートニングの原料となる魚の脂肪や植物油は、常温では液体になっている。したがって、そのままではバターやラードの代用品にすることができない。そこで水素を添加《てんか》して融点を上げ、常温でも固まるようにしたのがマーガリンとショートニングである。

ここで問題になるのは、水素を添加したときに分子の立体形が変わってしまう点である。そこが、バターやラードとは本質的に異なる部分である。

かつてドイツで、クローン病と呼ばれる難病が多発して社会問題になったことがある。口から肛門にいたるまで、消化器官全体に潰瘍《かいよう》を起こすという恐ろしい病気である。しかも自己免疫《じこめんえき》を起こしてしまうから、きわめて治りにくい。少し快方に向かったと思っても、自分自身の免疫システムがそれを「悪い状態」と判断して、自分の体組織を攻撃しはじめるからである。

突然、こんな難病の話を持ち出したのは、その原因がマーガリンにあるとされたからである。クローン病が多発した時期は、ちょうどドイツでマーガリンが新しい食品として発売されはじめた時期と重なっていた。そこで、この代用バターの有害性が注目されるようになった。

では、マーガリンの何が有害なのか。それについて私は以前から、こんな仮説を持っていた。分子の立体形が変わったために、体内でプロスタグランディンを作れなくなることが、有害性を生む要因ではないかというものである。そして最近になって、イギリスの学者の論文に、私の仮説とほぼ同じことが書かれていた。

（三石巌著『医学常識はウソだらけ 分子生物学が明かす「生命の法則」』祥伝社黄金文庫）

4　イタリア食は健康によい

イタリアントマトは最高！

私には食べ物＝イタリアの感覚が根強くあり、地中海の海塩は絶品で手放せません。

さらに、トマト、オリーブオイル、カタクチイワシ、ハーブ、ニンニクと挙げればきりがありません。

太陽の国、イタリア。そうです。まずはトマトです。

イタリアントマトは最高です。なかでもサンマルツァーノという細長いトマトは、酸味と甘みのバランスがよくてコクがあり、ソースにすると実においしいのです。このトマトは、イタリアを代表するトマトとしてよく知られています。

イタリアにおけるトマトソースは、日本でいえば常備菜のようなものです。庭で栽培したトマトで自家製のソースを作り、どの家庭でも大きなカメに入れて貯蔵しています。

「ディナーにいらして。トウナのために、特別のお料理を作るわ」

こう誘っていただき、おなかをすかせて期待していくと、大きなお玉でスパゲティにトマトソースをたっぷりかけておしまい。

日本人の感覚からすると、「エッ？　これだけ？」と思いがちですが、イタリア人からすると、秘伝のトマトソースを振る舞うのはこのうえないおもてなし。

それぞれの家庭にオリジナルレシピがあり、母から娘へと受け継がれていくようです。

日本ではトマトは生でサラダに使われることが多いですが、イタリアではたいてい加熱します。

「トマト買ってきて」

こう頼まれると、缶詰を買ってくるのです。日本のように八百屋に行ったりはしません。さんさんと降り注ぐ夏の光を浴びて完熟したトマトを、缶詰やソース、オイル漬けなどに加工して、おいしく食べるのがイタリア流です。

トマトのオイル漬けは、日本ではあまり見かけませんね。もぎたてのトマトをオイルに漬けたものですが、これがまた実においしいのです。ピザに入れると最高です。もちろん、私どものピザにはふんだんに使っています。

トマトは缶詰やソースにすると、うまみも栄養成分も凝縮されます。ご存知のとおりトマトはリコピンの宝庫で、ガンの予防効果があるという研究結果を、ハーバード大学の研究者がまとめています。リコピンという赤色色素が、酸化物ができるのを防いでいるとのこと。つまり、抗酸化作用が強く、βカロテンの二倍といわれています。アンチエイジングにもおおいに役立つのです。

さらに、血液をサラサラに保つ効果もありますので、動脈硬化や高血圧などの生活習慣病予防にも大きな力を発揮します。

イタリア人のトマト使用量は日本人の比ではありません。イタリア人の健康に、トマトが大きく貢献しているのはまちがいないでしょう。

自然の生ジュース、オリーブオイル

オリーブオイルは普通の油と違って、実も皮も種もすべて丸ごと搾ったジュースです。他の植物油は加熱したり化学的な精製処理をしますが、オリーブオイルは天然果汁一〇〇パーセント。老化の原因となる酸化を防ぐ、抗酸化成分を含んでいることも見逃せません。

オリーブオイルは、一九六〇年代に行われた「世界各国の食生活と疾病に関する調査」によって、一躍脚光を浴びました。この調査の結果、南イタリアを中心とする地中海沿岸地域に住む人々は、他のヨーロッパの国の人々に比べると長寿で、心臓疾患の発症率がきわめて低いことがわかったのです。

その後の研究によって、オリーブオイルに心臓疾患や生活習慣病を防ぐ作用があり、地中海沿岸地域の食生活そのものも、非常に健康的であることがわかりました。

イタリアの食生活に代表されるように、この地域の人々はパスタなどの穀類や豆類、季節の野菜や果物をたっぷり摂ります。また、揚げ物も炒め物も、油はすべてオリーブオイルです。そのまま飲んだりドレッシングとして使うこともあります。

さらに、意外なことに、イタリア人は肉をあまり食べないのです。動物性たんぱく源は主に魚なのです。チーズやヨーグルトをおおいに食し、適度にワインをたしなみます。

この地中海沿岸地域の伝統的な食スタイルは、アメリカの科学者アンセル・キーズ博士によって「地中海式ダイエット」と名づけられ、健康長寿のもととして世界に広まりました。ダイエットといっても、やせるためのものではなく、健康のための食習慣なのです。

実際、アンセル・キーズ博士は、リタイア後は南イタリアに移り住み、百歳の長寿をまっとうされたそうです。身をもって、自説の正しさを証明したといえますね。

ところで、なぜ、オリーブオイルは心臓疾患や生活習慣病を予防するのでしょうか。

ここで簡単に油のお話をしましょう。

一口に油といってもいろいろな種類があります。食用油やラードなど、はっきりわかる油もあれば、魚介類や穀類、乳製品、お菓子などに含まれる、あまり意識されない油もあります。

これらすべてをひっくるめて脂質といい、その主な構成成分は脂肪酸です。脂肪酸には、肉類や乳製品に多く含まれる飽和脂肪酸と、オリーブオイルやごま油、紅花油などに多く含まれる不飽和脂肪酸とがあります。不飽和脂肪酸は、さらに、オレイン酸、リノール酸、リノレン酸、ＥＰＡ、ＤＨＡなどに分けられます。

飽和脂肪酸は中性脂肪や悪玉コレステロールを増やすので、摂りすぎると動脈硬化や脂質異常症などの生活習慣病を招きます。一方の不飽和脂肪酸にはコレステロールを減らす作用があるのですが、酸化しやすいのが難です。

しかし、オリーブオイルに多く含まれるオレイン酸は、もっとも安定した脂肪酸で、酸化しにくいのです。加熱調理による酸化の心配も少ないので安心して使えます。そのうえ、善玉コレステロールは減らさないで悪玉コレステロールだけを減らす、というすぐれた特質を持っています。ですから、ガンや心臓疾患などの生活習慣病を防ぐ効果が大きいのです。もちろん、アンチエイジングにも力を発揮します。そのうえ、胃腸の調子を整える働きもあります。

オリーブオイルは、植物油のなかでもっとも消化吸収されやすく、ビタミンEやβカロテン、ポリフェノールなどの栄養成分も含まれています。まったくいいことずくめですね。

このようなオリーブオイルの効能は、古代ローマ時代から知られていたというから驚きです。古代ローマでは飲用や調理用としてだけではなく、マッサージや傷の手当てにも使われていたようです。

また、絶世の美女として有名な古代エジプトの女王クレオパトラは、美容オイルとしてオリーブオイルを愛用していたといわれています。

私もクレオパトラにあやかってというわけではないですが、オリーブオイルで肌や毛髪のお手入れをしています。おかげで特別なことは何もしないのにツヤツヤです。ぜひ、お試しあれ。

なお、オリーブオイルにもさまざまな種類があります。もっとも品質がよいのはエキストラバージンオイルです。こう名乗れるのは、一番搾りで酸度〇・八パーセント以下の最高級のオリーブオイルだけ。

食用には、このエキストラバージンオイルがおすすめです。

アンチョビは地中海の専売特許？

イタリア料理にはアンチョビが欠かせません。独特の風味があって、私も大好きです。アンチョビは、カタクチイワシを塩漬けにして熟成させたものです。日本では、これをオリーブオイルに漬け直して瓶詰にしたものをよく見かけます。

イタリアでは、アンチョビ本来の風味を楽しめる、粗塩で漬けただけのものが多く出回っています。そのままワインのつまみとして食べてもよし、ピザのトッピングやパスタソースの隠し味にしてもよし。なんとも香ばしくておいしいですね。

　ところで、同じカタクチイワシでも、日本でとれたものはアンチョビとは言わないと、イタリア人は主張します。

「アンチョビと言っていいのは、地中海でとれたカタクチイワシだけ」

「なんで？　イワシはあちこち泳ぎまわるんだし、どこでとれてもカタクチイワシはカタクチイワシでしょ？」

　私が抗議すると、平然とこう答えます。

「いや、地中海のカタクチイワシは海流の関係で抜群に味がいいし、栄養価も高い。特別なんだ」

「でも、そのイワシだって地中海の外に出ることもあるでしょ？」

「いや、ない。ずっと地中海にいる」

「だれに聞いたの？」

「イワシに聞いた」

「………」

ウイットあふれるこの返事に私は口をパクパクするばかりです。

(こんなこと、イワシといていいのか?)

でも、私はそんなに権威付けしなくてもいいと思うのです。日本でとれたものでも、カタクチイワシの塩漬けはアンチョビと言いたいですね。

さて、このカタクチイワシもイタリア人の健康を支える食材の一つです。青魚の効用についてはよく知られるようになりましたが、イワシにはEPAやDHA、タウリン、ビタミンEなどの健康成分が豊富に含まれています。

EPAには、血行をよくし、血が固まるのを抑えて血液をサラサラにする働きがあります。また、悪玉コレステロールや中性脂肪を減らし、善玉コレステロールを増やします。つまり、若々しい弾力のある血管を保つ効果が大きいのです。

DHAとタウリンにも同様の作用があり、ビタミンEは強い抗酸化作用を持っています。イワシは、生活習慣病を予防するには、まさに最強の食べ物といえます。

そのうえ、ＤＨＡは脳を活性化し、神経組織の機能を強化します。青魚を食べると頭がよくなるといわれるのはこのためです。

イワシにはカルシウムもたっぷり、その吸収を助けるビタミンＤも多く含まれています。

生活習慣病予防、アンチエイジング、認知症予防にこれほど役立つ食品はありません。安価なのもうれしいところ。アンチョビと呼べなくてもイワシはイワシ。どんどん食べて、美と健康を保ちたいものです。

健康食が育むおおらかな国民性

こうして見てくると、イタリアの食事がいかに健康的かよくわかりますね。日本でもバブルのころ、イタメシブームが巻き起こりました。高級なイメージが強いフレンチとは異なり、カジュアルでちょっと小粋な雰囲気が受けたのではないでしょうか。おいしさもさることながら、健康面からもおおいにおすすめしたいですね。

このような食事が、陽気なイタリア人のベースにあるのです。主食がピザやパスタというのも、明るくおおらかな国民性を育んでいるのでしょう。

スパゲティの原料のデュラム小麦粉は、良質のたんぱく質やグルテンを多く含んでいます。そのため、独特の風味とコシがあり、このデュラム小麦粉でないと品質のよいおいしいパスタは作れません。美しい黄金色は、デュラム小麦本来の自然色です。

風土の違いからか、残念ながら日本ではあまり生産されていません。日本でも気軽に入手できるようになることを期待するところです。

同じ炭水化物でも、パスタは固ゆでにしてゆっくり食することによって血糖の上昇を抑えるので、肥満対策には不可欠です。

また、イタリア料理にはつきもののハーブやニンニクは、言うまでもなく健康食の代表で、日本でも摂取量は増加の傾向にあるようです。

そして、イタリアといえばワインです。フランスワインが高級志向なのに比べて、イタリアワインはデイリーに楽しむワインといわれています。料理の傾向によく似ていますね。

赤ワインのポリフェノールが、生活習慣病や老化を防ぐことは広く知られています。最近の研究によって、認知症を予防する効果があることもわかってきました。

こうした食事が、心の安定と脳の活性化をもたらし、すばらしい芸術やファッションを生み出す源になったのかもしれません。

イタリア人は、ピザやパスタを食べながら気軽にワインを楽しみ、カンツォーネを歌います。私がイタリアの家庭に招かれてもっとも驚いたことは、食事中にいきなり立ち上がって歌いだすことでした。招いたほうも招かれたほうも、興に乗るとみんなあたりまえのように歌うのです。最初はあっけにとられましたが、いつものことなのですぐに慣れてしまいました。そういうお国柄なのですね。

温暖な気候に加えて健康的な食事とおいしいワインが、イタリアの文化や国民性をつくりあげてきたに違いありません。イタリアンに乾杯！

スローフードで食を楽しもう

イタリアはスローフード発祥の地でもあります。たまたま私はスローフード協会秦野支部理事でもありますから、スローフードの理念やあゆみを少し述べます。

昨今、地球規模で危うくなりかけている食の行方を懸念し、食文化の根源がゆるがぬよう広く訴え、広く賛同を得ることによって農産物の安定と安全、そして供給が永久的に維持可能となるよう願う――。これがスローフードの基本理念です。

スローフード運動はイタリアの小さな町で産声をあげ、全世界に広がっていきました。そのきっかけは、ローマの観光地として有名なスペイン広場に、アメリカのハンバーガーチェーンが進出したことでした。このとき、ファストフードにイタリアの食文化が壊されるのではないかという危機感が生まれ、スローフード運動へとつながっていったのです。

その土地に根ざした伝統的な食文化や食材を大切にする、良質の農産物を提供する生産者を守る、消費者の味覚教育を行う、などが活動の柱となっています。そして、食を楽しみ、食の喜びを取り戻そうというのです。私もこの考え方に深く共鳴して、積極的にスローフード運動に取り組んでまいりました。

今は、遺伝子組み換えなどの品質改良された食べ物が、マニュアル化したコンピューターにより世界各地で大量生産される時代です。同一品種の食べ物が世界を制覇していくことは食の理念から大きくはずれるものですし、この流れや仕組みに変動が起き、このシステムがストップしたときどうなるのでしょうか。

その土地土地で、生産者がジックリ、ユックリ、シッカリ実らせ育ててくれた新鮮な食べ物、畑のにおいがする食べ物。これが農作物です。

ただ安ければよいのではなく、適正な価格で購入する習慣をつけたいものだと私は考えます。そうしなければ食文化などというものは、手の届かない遠い存在になってしまうでしょう。そんなところに、健康などあろうはずもないのです。

農作物では、虫も土も曲がりも変形もごくあたりまえのことで、決して宝石のごとく光っている必要はないのです。しかし、私たち消費者が曲がりをきらい、土のにおいをきらい、虫喰いをきらって、美しく光る農産物を好む限り、生産者もその要望に応えるしかないのです。消費者が買ってくれるものを作るのが生産者であり、食品メーカーなのです。

安価でカビが発生しない食品を要求すれば、食品会社はいくらでもその要求に応えます。応えますが、ここが大問題！　彼らは農産物であれ、食品であれ、損をしてまでよい食品を世に送り出すことはしません。なぜなら、企業は利益を確保しなければならないという基本的目的があるからです。消費者が安価なものを求めれば原価を極限まで削減します。企業努力でおさまる範囲ならよいのですが……。ときには、度を越えたひどい素材を使っている場面に遭遇することもあります。

「こんなものを買う人がいるんですか？」

「何言ってるんですか、一番の売れ筋ですよ。おかげさまで」

「？？？」これが？　昨今の食の実態なのです。

先ほど、安価でカビが発生しない食品と申しましたが、カビが生えない食品とは生命力を失っている食べ物です。たとえば、白砂糖。白砂糖の前身は黒砂糖です。黒砂糖にはビタミンが豊富に含まれています。この黒砂糖からビタミンを抜き取ってしまった残りかすが白砂糖ですから、白砂糖は生命力を失った物体なのです。

一年間放置してもカビは生えません。そして、この白砂糖は体内に入ると、栄養になるどころか、逆に体内のビタミンを破壊してしまうのです。この白砂糖、防腐剤的目的にも便利に使われていることはご存知のとおりです。調理済み食品が全般的に甘いのはそのためです。

「甘いものばかり食べていると骨が溶ける」と叱られたことがあるでしょう。本当なのです。白砂糖の前身は土色をした黒砂糖です。この黒砂糖からカルシウムなどの貴重なミネラルや栄養成分を引き抜いてしまった残りかすが白砂糖なのです。弱アルカリ性に保たれている体内に酸性の白砂糖が入ると中和するために大量のミネラルが必要になるので、骨や歯を溶かして供給されてしまうのです。したがって人間にとって大切な思考力、集中力が欠如するのです。抜けた歯を白砂糖溶液に漬けておくと溶けてしまうというのはここからきているのでしょう。

砂糖の次に一日も欠かせないのが食塩です。ミネラルを豊富に含む海塩は、血液をアルカリ性に保ってくれるおいしい食品です。

私はイタリアから取り寄せた、地中海の大粒の海塩を毎日おやつにしていますが、これぞミネラルのおいしさです。この海塩こそ生命力を持った食べ物です。

海塩からミネラルを抜き取った残りかすが、一般に売られている精製塩（塩化ナトリウム九九パーセント）です。その純度からいって、これは食品というより薬剤に近いのではないでしょうか。

精製塩は、体内に入ると腎臓に負担をかけます。したがって当然のことですが腎臓機能は低下します。血圧だって推して知るべしです。

私がこのようにミネラルやビタミンを抜き取った話をしますと、サプリメントで補えばいいじゃないかとおっしゃる方がいます。しかし、われわれの身体の中で、一＋一＝二だと単純に考えてしまうのには疑問が残ります。

栄養成分は、不自然な方法より、自然なかたちで身体に取り入れるのが賢明ではないでしょうか。自然な食品はおいしいのですから。

だが、しかしそうとばかりも言っていられないような食事情が、昨今そこかしこに見え隠れしています。興味深く感じた記述がありましたので、ここに掲載いたします。

現在の世界人口は74億人と推計されているが、国連の推計では、遅くとも２１００年には１１０億人に到達、となっている（それより数十年早く到達、という予測もある）。そして、現在の科学技術から考えると、２１００年までに他の惑星に移住できるロケットは作れそうにないし、ロケットを作れたところで「水と酸素のある惑星」はどこにもない。

このような現実を踏まえると、ヒトの生き残り策の選択の幅はあまり広くないように思われる。

ヒトの主たる食料は動物と植物、という原則は２１００年までは変わらないだろうし、変えられないだろう。だからヒトは、地球上の植物と動物のうちから最も効率的に食料となるものを選択するしかない。

植物ではやはり、当分は穀物を中心にするしかないだろう。糖質が多く、他の栄養に乏しいという欠点はあるが、太陽エネルギーを化学エネルギーに転換する能力の高さは他の植物の追随《ついずい》を許さないからだ。その上で、他の嗜好品植物の栽培を止め、代わりに窒素固定能力がありタンパク質の多いマメ科植物を栽培するのがベストかもしれない。

動物では、恒温動物（牛、豚、鶏など）の飼育から、変温動物（昆虫など）の飼育に転換することが絶対に必要だ。一般に、牛肉1キロ、豚肉1キロ、鶏肉1キロの生産には、穀物はそれぞれ11キロ、7キロ、4キロが必要だといわれているが、これはあまりに効率が悪過ぎる。恒温動物では体温の維持のために基礎代謝の７割が使われ、餌《えさ》に含まれるエネルギーの多くは熱となって失われるからだ。

その点、変温動物は体内で熱をあまり作らないため、多くの餌を必要としない。変温動物には、無脊椎動物、魚類、両生類、爬虫類があるが、飼育の容易さと餌がヒトと競合しない点で昆虫が最右翼だろう。その体はタンパク質と脂質に富んでいて理想的であり、宗教的タブーの対象でもない。そして何より数が多く（ヒト70億人の合計体重と、世界中のアリの合計体重はほぼ同じという推計があるくらいだ）、少なくとも計算上は数十億～１００億人分のタンパク質は昆虫で賄《まかな》えそうだ。

そして先進国もようやく、１万年間忘却していた食材としての昆虫の重要性に気が付き始めたようだ。近未来に待ち受けている「これまでに経験をしたことがない」事態の前には、昆虫以外に選択の余地はないことは明らかだからだ。

実際、アメリカ西海岸では、２０１５年頃から食用コオロギがスタミナ食としてヒットして、アメリカ各地でコオロギの養殖農場が作られているし、国連も「世界の食糧危機を救う食材」として、昆虫食を推奨している。さらに、2018年1月1日から、EUでは昆虫食の取り引きが自由化されることが決まっていて、昆虫食を取り巻く環境は、急速に変化しているようだ。

いずれにせよ、地球以外にヒトが生きていける星がない以上、生存のための現実解は現在の地球環境から引き出すしかない。

（夏目睦著『炭水化物が人類を滅ぼす【最終解答編】植物vs.ヒトの全人類史』光文社）

地球上に住むヒトの体重とアリの合計体重が同じとは……そういえば玄米と出会った工場で瓶詰めになっているアリの佃煮をチラッと見た覚えがあります。旅先の売店でも……。確かにタンパク源としてのアリは想像を絶するものがあるようです。このアリについて社内で論じていると、植竹部長が……「私は悪いことをしたかもしれません。大切なタンパク源を大量に殺してしまいました。実は、母が大量の薬を飲み始めてから、目がみえにくくなり手が震えて鍵穴に鍵が入らず玄関の開け閉めもできなくなりました。

そればかりか達者だった足がふらふらとよろけてばかり。「一度薬をやめてみては」と提案すると「そうなのよ。そう考えていたのよ」というわけで、母はピタリと薬をストップしました。腐った魚のような目をしていた母はアッという間に元気を取り戻し、頬はピンク色に、目は生きた人間の目に戻りました。そしてです。ここからが本番です。「そんなの捨ててしまいなさい」と言っておいたのに、母は山ほどの薬の袋をタンスにしまっていたのです。もったいないということで、庭のアリ塚の巣穴に暇に飽かして毎日振り入れたそうです。プロが退治しても死ななかった大量のアリがいつの間にか一匹もいなくなったのです。なんとも不気味に感じました。アリのご冥福をお祈りします。」

　アリのご冥福では済まないコレステロール降下剤の怖～い話に、私は唖然としました。そして最近、アリのご冥福では済まないような怖～い記述を見つけましたのでここに引用します。

　コレステロールの抑制は危険！　脳はほとんどが脂肪であり、コレステロールの集積所です。脳に必要なコレステロール値を下げてしまうとどうなるのか？

順天堂大学奥村康特任教授は、ご本人のブログでこんな怖いことを書いています。

「医者に行くと、コレステロール二二〇以上で異常だといってコレステロール降下薬を飲まされる。すると、まずいことに鬱《うつ》になるんですね。非常に多弁だった人が無口になったりする。そういう人が電車に飛び込むんだという話をしていたら、実際に帝京大学の精神科の先生とＪＲ東日本が協力して、ＪＲ中央線で自殺した人を調べたんです。その結果、九割が五十五～六十歳で、ほとんどが男だった。それが見事に全員、コレステロール降下薬を飲んでいたという」

また、こんな気になることも書いています。

「コレステロール降下薬の年間売り上げは三千～四千億円ともいわれている。その七割は女性が飲まされている。女性は閉経後に必ずコレステロールが上がるからです。もしコレステロール降下薬を処方されても、安易に従わず、捨ててしまうようお勧めします」

そもそも「コレステロール神話」はどうしてできたのか

１９１３年、ロシアの病理学者ニコライ・アニチコワが、ウサギにコレステロールを与える実験をおこなったところ、大動脈にコレステロールが付着して動脈硬化が起こったことから、コレステロールが動脈硬化の原因であるとして発表しました。

しかし、その後の研究で、ウサギは草食動物であり、普段はコレステロールなどはまったく摂取しない動物であるため、コレステロールを投与した場合、それがそのまま血中コレステロールを急上昇させてしまうことがわかりました。

一方、人間はそもそも肉食だったと考えられ、普段から肉などを食べてコレステロールを摂取しており、摂取量に応じて体内で合成する量を調節し、コレステロール値を一定に保つ仕組みができているため、ウサギの実験がそのまま当てはまるわけではないことがわかっています。

☆そこで沓那のひと言「これ！捨てろーる」

5　肥満や生活習慣病を撃退して美しく健康に！

おいしい話

食にかかわりながら生きるなかで、私はさまざまなことを学習しました。食べ物を変えるだけで病気の人が元気になる、ということは万人が知っているあたりまえのことですが、実は性格も変わってしまいます。その人から受ける印象も、もちろん変わるのです。良い食べ物を食べると良くなるし、悪い食べ物を食べると悪くなります。

心身ともに健康でありたいとは万人が望むところですが、なかなか上手くいかないのも事実です。

食べ物選びは決して難しくありません。良い食べ物とは、高級、上等という意味ではありません。身体にとって良い食べ物は、基本的に「おいしい」と感じます。これは、われわれ人間も含めて動物の本能なのです。

したがって「おいしいーッ」と感動するような食べ物には、必ず良い食材が使われています。そして、「おいしいーッ」と感じる食べ物は、一年中毎日食べても決して飽きがきません。

なぜでしょう？　答えは簡単です。身体がその食品を「欲している」からです。必要としているからです。人の身体はよくできていますから、身体に必要な良い食べ物は「おいしいーッ」と感じるのです。

一方、悪い素材を使った食べ物は、見た目が美しくても身体にはよくないわけですから、なんとなく違和感が残ります。たとえば胸やけがするとか、胃もたれするとか、たいがい、あと味がよくありません。身体が受けつけにくいのです。

「これ食べ物？」と首をかしげたくなるようなまずい素材を、「うまい」と錯覚させてしまう魔法使い、いわゆる化学調味料には要注意です。化学調味料に味覚をごまかされないためにも、日ごろから健康体を保っておくことが大切です。健康体であれば、きちんと「おいしいーッ」と「まずい」の判断ができるからです。

食品を日保ちさせるための食品添加物も、身体に負荷をかける異物です。したがって、食べるには不適切な素材といえます。

私はある日、新聞で、こんなおそろしい記事を目にしました。

「……某コンビニチェーンがこんなコマーシャルを作ったそうです。弁当工場の中で、ベルトコンベヤーに流れるご飯に、白い薬剤を振りまいているシーン。そこでコメント『当社のご飯には添加物は一切使用されていません』。実はこのコマーシャル、数回放映されて中止になったとか。

今、リサイクルが一種の『ブーム』です。それはそれでとても結構なことなのですが、さて、外食業界が考案した残飯利用のたい肥製造機なるものに残飯を入れても発酵しないものがあるとか。原因は、食材に添加されたｐｈ調整剤とか殺菌剤、防腐剤にあるらしいのですが、細菌やバクテリアが増殖しないということは、もはや食べ物ではないということではないでしょうか。『食中毒にかかるよりマシやで』というメーカー側の事情もわかります。しかしそれは過剰防衛というもの。

命あるものはすべて発酵や腐敗して当たり前、腐らない食材を頻繁にとっていれば、腸内細菌の死滅や常在菌への耐性減退は言うに及ばず、人間自身の健康が損なわれてしまうと『心を腐らせてしまう』のですが、いかがなものでしょう？」

（北海道新聞２００1年5月より）

この文章を書いたのは有機栽培農家の方で、身の毛もよだつ話だとおっしゃっています。

防腐剤や殺菌剤をふりかけのようにかけたご飯を食べるなんて、想像するだけでぞっとしますね。

食べることは人間の根源的な営みです。効率ばかりを追い求めるのではなく、自然の恵みに感謝して十分に味わって楽しく食べることこそが、食物を生かすことになるのではないでしょうか。

私は過去二十年近く食品添加物に対しての意識調査を行ってきましたが、添加物については九〇パーセントの方が「ちんぷんかんぷん」で、食品表示の読解力は九五パーセントの方が0点です。

添加物を、栄養成分と勘違いしている方がとても多いのには驚かされます。添加物が多ければ多いほど栄養価が高いと思っているマイナス百点満点？　の方もいるのです。添加物がこれほど身近にあるのに、これほど遠い存在になっていることに私はあぜんとします。

食品添加物は食品ではありません。基本的には異物です。その異物を体内で消化するために、身体は必要以上の労力をかけなければなりません。健康状態に問題がある方、もしくは身体に負荷をかけたくない方は、食さないほうがいいに決まっています。肌に付けるくらいならいざ知らず、体内に入っていくとなるとかなり考えものです。

食品添加物は、食品衛生法に基づいて使用されている限り、大きな問題はないと思われます。問題は、私たち消費者が食品表示に対してあまりに無頓着すぎることです。現代のような食生活環境におかれている私たちだからこそ、食品表示の読解力を身につけるべきだと思います。

私はこう考えます。たとえば、既製調理済み食品を買い求めるときは、原材料表示をしっかり確認する習慣をつけましょう。私は、賞味期限より原材料の確認を優先します。なぜなら、自分や家族が食べるものにどんな添加物が使われているかぐらいは、最低限知っておくべきだからです。

「知ったところで、どうにもならない」と考えるとしたら大間違いです。添加物の種類を知ったうえで食べるのと、つゆほども知らずに食べるのとでは大違いです。原材料表示を読み慣れることによって、思わぬ学習ができるのです。この学習が役立つ日が必ず来ます。

ついでに簡単な実験をしてみましょう。

①一五〇ccの水を入れたコップを二つ用意します。

②それぞれのコップに大さじ三分の一の塩を入れます。ここで、このコップの水がどれくらいしょっぱいか味見してください。

③片方のコップに化学調味料を小さじ三分の一入れ、よくかき混ぜます。

④化学調味料を入れたコップの水はしょっぱさが消えました。消えたような錯覚に陥っているのです。

多くの調理済み食品は、腐敗を防ぐために大量の塩を使います。そして、そのしょっぱさを感じさせないように、化学調味料をたっぷり添加します。私たちは知らず知らずのうちに、大量の塩分を摂取してしまうのです。

こんなことを続けていれば、単なる体調不良が生活習慣病へと進行し、あっという間にさまざまな合併症を引き起こして、取り返しのつかないことになります。

ついでに脂の話もいたします。塩や化学調味料を一切使用しないで、どっさりの肉と野菜で作った脂がギラギラ浮いているスープ。これだけでは味がなくてまずいですね。このスープに化学調味料と少量の塩を入れて、飲んでみてください。脂っぽくてとても飲めません。

では、大量の塩を入れてみましょう。脂っぽさは微塵も感じなくなります。大量の塩のおかげで、ほっぺが落ちそうな美味に変身してしまうのです。ヘドロの王様、飽和脂肪酸は、大量の塩によって隠されてしまうのです。

こうして、私たちは大量の脂肪を体内に吸収しているのです。脂肪は肥満を作り、最後は「死亡」ということになります。

私は「明日の健康は今日の食事から」と考えています。

弊社の会社案内には、次のようなコンセプトが掲げられています。

食べ物には「おいしいもの」と「まずいもの」のほかに「まずくないもの」というジャンルがあります。既製調理済み食品のイメージがそれでした。しかし、私たちは静かに「ノー」と答えます。

食べ物として一段下に見られがちな既製調理済み食品だって、きちんと作れば「おいしいもの」になるのです。といっても、見栄えや口当たりがいいだけの食品は「おいしいもの」ではありません。本当の意味で身体に良い「おいしいもの」を目指して、私どもは日々精進しています。

「健康があたりまえ」になるために

近ごろ、商談や取材で私どもへお越しの方々は、決まって「食に興味を持ち始めたのはいつ？　どうして？」「食の仕事が天職のように見えますが、いかがですか？」と質問されます。

私の食に対する興味は、母の脚気事件や後でお話しするニンジン事件など、子どものころの体験に端を発しているのではないかと考えています。

職業については、私は基本的には選びません。実は先日、出雲大社相模分祠の草山清和分祠長が、このようなことをおっしゃいました。

「吉川さんは食の天才ですよ」

神様に仕える方に天才と言われますのは職人冥利につきるところです。

「千年の杜」づくりに奮闘中の分祠長は、今日も出雲大社に隣接する千年の杜の中から、手甲脚絆さながらのいでたちでゴソゴソーッと登場。

「分祠長さん。実は……」

と、たわいない相談ごとに、多忙のなか、瞬時に応じてくださいます。そして

「吉川さん天才。百歳までネ」

と、私をモッコに乗せます。ついその気になって私は……

思えば今は昔、昭和五十一年、東京で奮闘していた私に「一生一代、拝みます。頼みます」との依頼があり、「わかりました。それでは三か月の約束で」と応援に入ったあの日……。まさかここで四十五年もの歴史を刻むことになろうとは、夢にも思いませんでした。

そんなわけで、たまたまここが食品関係の職場だっただけです。仮に衣料系の会社であっても建築系であっても、私の考え方は同じですから、自分が今携わっている仕事を天職と定めて、ひたすら走り続けたことでしょう。

そのときどきに私に授かった仕事が私の天職ですから、どんな仕事についたとしても、「吉川さんは〇〇の天才ですよ」と言われたのかもしれません。

てっとり早く言ってしまうと、こういうことです。この仕事が合うの合わないのとぐだぐだ考えているよりは、「これが私の天職」と決めてしまったほうが面倒くさくなくていいでしょう？

地球という舞台に送られてきたからには、やるべきことはただ一つ。ガムシャラに働く事。私にできる事はそれしかないと決めた。十万億土に召される日まで働きまくると、私は決めた。

私がこんな思想の持ち主ですから、植竹部長をはじめスタッフ全員が似たもの同士のようです。ということは、私どもは変人の集まりかもしれません。

製造部の谷本氏や安西氏などは、入社以来三十五年間無遅刻無欠勤ですから、見方によっては少々変わっているかもしれません。「三か月だけお願いします」と入社した加藤氏にいたっては、「ハイ、私は入社以来もう二十年になります。ハーイ、楽しいんでーす」。

もっと変わっているのが植竹一仁部長で、無遅刻無欠勤四十一年という驚異の実績の持ち主です。さらに変わっているのが私で、以下同文を四十五年間継続中です。

私どものスタッフたちには「至難の業を成し遂げている」という意識はないようです。

したがって「ああ、そうですか。本当に早いものですね」ってな調子なのです。

ですから、来訪者は口をそろえてこう言います。

「御社の従業員さんは本当に仕事が好きなんですね。楽しそうですね」

こうして日々楽しく過ごせるのも健康あってのこと。自分で作りあげている健康に自分で感謝です。

植竹部長は言います。

「バカは風邪ひかないんです」

それは大間違いです。古いことわざです。現代では次のように言います。

「バカじゃ病気は治らない。喰い改めよ」

こんなわけで、弊社の調理室には、健康のカギを握る基本食材ベスト四種を常備しております。奄美の黒糖、地中海の海塩、エキストラバージンオリーブオイル、未精製穀類です。これらが健康維持の基本食品となります。

さて、食べ物の他に健康を害するものは何があるかと考えるとき、浮上するのは神経を傷つける悩みごと、いわゆるストレスです。

ストレスは「自分で作りだしている病原体」のようなものですから、そのような病原体は作らなければいいのです。私の観察によると「病原体を製造している人は非常に多い」です。当社のスタッフを引き合いに出して恐縮ですが、私といっしょに働く人材たちは病原体を製造していません。

なぜ製造しないのか。それはきっとこうです。前進向上が忙しくて後退的悩みをしている暇がないのです。もう一つ挙げるとしたら、食べ物についての認識度が高いからではないでしょうか。

食べ物といえば、前述のニンジン事件についてひと言。

食品の原材料としてひんぱんに登場するニンジン。ニンジンはただ赤いだけではありません。βカロテンを豊富に含んでおり、病気や老化の原因となる酸化物から身体を守る、抗酸化ビタミン食材のひとつでもあります。オリーブオイルなどと一緒に摂取することによって、より高い効果が望めることがわかっています。

実は私は、幼いころはニンジンが大嫌いだったのですが、口に出すと叱られるのでじっと我慢して無理やり食べていました。涙といっしょに飲み込んでいました。ところが、その日は虫の居所が悪かったのでしょうか、思わず言ってしまったのです。

「私、ニンジン大嫌い」

すると、その次の食事からニンジン攻めです。ニンジンご飯に始まり、ニンジンのお味噌汁、ニンジンの漬物、ニンジンの煮物……。朝も昼も夜も、ひたすらニンジンです。母のやり方は徹底していて、食べるまで許さないのです。

三日目、ついに意を決して食べたニンジンの甘かったこと！

ニンジンってこんなに美味しかったんだ、と初めて気づいたのです。

思えばこのニンジン事件が、私を食の世界へ導いたのかもしれません。

シンプルな家庭料理で味覚を取り戻そう

昨今、自己責任という言葉をよく耳にします。

特に食品に関しては、最低でも使用されている原材料と食品添加物をきちんと把握したうえで、自己の責任で購入、摂取しなければなりません。

二〇一一年現在の、指定食品添加物は四〇〇種以上にものぼります。すべてがグローバル化していくなかでは、添加物とも必要最小限のつきあいはせまられますから、身体によいものと悪いものを、味覚でとらえられるようにしておかなくてはなりません。そこで、私はときどき次のような実験を行っています。

●Aコース（フレッシュで無添加食材だけを使った最良健康コース　五品）

●Bコース（添加物ベトベト、脂ギトギトの不健康危険食コース　五品）

三十代から五十代のモニター二十人。参加者は無作為抽出。結果は次のとおりでした。

Aコース支持者　八人
Bコース支持者　十二人

「おいしい。ほっとします。幸せーッ！」「絶対こっち、Bコースはダメ」「どうしても身体が受けつけません。理由はわからないけどにおいからしてダメ」「舌がしびれる感じ」と、Aコースから絶対離れない八人。正しい味覚の持ち主です。

一方、十二人は「こっちのほうがおいしい。Aコースは味がない」「食べ慣れた味で安心感がある」「Aコースはキライ、変な感じがして不安。絶対Bコースです」。身体に良くない危険食にどっぷりつかっている、不健康志向の人たちです。

私はこの結果にぞっとします。Bコース支持者は、身体が添加物と脂と塩に洗脳されてしまっているのです。これでは明日の健康はありません。喰い改める必要があります。

そこで、正しい味覚の保持者を一人でも増やすために、食の基礎知識についての学び舎を気まぐれに開催することにしました。時間が許す限り、私のモットーである「限りある人生を限りなく健康で」を広めていきたいと思うのです。

健康に生きるためには、まず、病気になるような悪い食べ物に対して「まずい」と拒否反応を起こす、正しい味覚を持たねばなりません。

Bコース支持者のように、添加物と脂の危険な食事に慣れ親しんでしまうと、味覚そのものが一八〇度ずれてしまいます。そのため、身体にとって最良の健康食に対して「変な味」「味がない」と感じ、ついには「いつもと違う食べ物だ。まずい」という、まったく逆の信号を脳は発信してしまうのです。

生活習慣病の九九パーセントは、この逆信号によって発症するのです。ですから、常日ごろからシンプルな家庭料理に親しみ、正しい味覚を取り戻すよう心がけたいものです。

そこで私は、正しい味覚保持者になるための最善食である、野菜スープをおすすめします。このスープは、低カロリーで栄養満点という非の打ちどころのない食べ物ですから、私どもでは老若男女の総合栄養食と位置づけております。したがって、ダイエット生の常備食としては、玄米スープに次ぐ重要な食品です。

このスープは一度に大量仕込みをして、完成後に小分けして冷凍保存をすると大変便利です。最初は失敗するかもしれませんが、要領がわかれば手早くスイスイできるようになります。

具材は野菜が中心で、食事制限がなければ豆類や乾物全般何でもＯＫです。自由に二十種類ほど用意します。鍋はとりあえず一番大きなものを使いましょう。次のようなことに注意してください。

●小分けをして冷凍する際にかさばらないように、仕込み時の水は最小限にします。したがって、完成した野菜スープには、命を育む豊富な栄養源が凝縮されています。
●赤タマネギ、ナスのようなものはスープ全体を染めるので、仕込み時の使用には不向きです。ゴボウのようにアクのあるものは、あらかじめアク抜きをしてください。
●準備するもの

- 大鍋一つ
- 海塩
- だし。化学調味料に頼らず、コンブ、煮干し、鰹節がよいのですが、これらの食材を制限されている方は、海塩（精製塩はダメ）だけでも十分味が出ます。

具材は、基本的には八百屋さんにあるものなら何でもＯＫです。最初は五～六種類の材料から始めるのがよいと思います。乾物を使う場合は、水につけてもどしておきます。多少農薬が付いていても大丈夫、玄米スープが解毒しますから。

①大鍋ですべての野菜をさっと予備洗いします。

②すべての野菜を乱切りします。火が通りにくい具材は、切り方でバランスをとるようにしてください。

③切り終わったら野菜を空の大鍋に入れて、水を流しながら両手で素早くザバザバと洗います。砂やごみなどが鍋底に沈殿していることがありますので、野菜を他の容

器に手早くひきあげます。

④きれいに洗った大鍋に、準備しただしと具材を全部入れます。豆を使う場合は、豆を先に煮込んでから野菜を入れます。前述のように水の量は少なくして仕込みますので、「スープ多めの煮物」をイメージしながら水量を調整してください。水の量は、具材ひたひたより多めから始めましょう。

⑤中火でコトコト二十~三十分ほど煮込むと、水分少なめの野菜スープが完成します。

⑥火から下ろしぎわに海塩を少し入れて、薄味をつけます。

⑦スープが冷めたところ、袋などに小分けにしてください。袋と袋がくっつかないように紙などで仕切るとよいでしょう。

このようにして冷凍庫に保存すれば、二~三か月はもちます。栄養が凝縮されておりますから、いただくときにたっぷりの水を加えてください。

味噌、醤油、海塩と、お好みにより自由に味付けしてください。コンニャクや豆腐、ブロッコリーなどの青物、また、ご飯を加えることで、低カロリー高栄養の、ダイエットに抜群のおいしい一品になります。

もちろん、寒い日や暑い日には、煮込みうどんやそばにしたり、小麦粉やそば粉を練ってなつかしいスイトンにしたり。味噌を加えてお味噌汁。カレー粉を加えてカレーうどん、カレーそば、さらに鶏肉を加えてカレー南蛮。牡蠣を加えて牡蠣ぞうすい、海の幸ぞうすい、などなど……。

この最優秀野菜スープでこんなこともできます。スープで煮込んだぞうすいを器によそります。いただく直前にナチュラルチーズをたっぷり入れます。これぞ和風フォンデュです。チーズ好きの私にはこたえられません。

スープを少しアレンジして、スープ仕立てのスパゲティにしても美味です。このスパゲティ、私どもの人気メニューです。ぜひ、お試しください。

さらに、この基本スープにトマトをたっぷり加えると、そうです。イタリアの家庭料理ミネストローネスープに変身するのです。このミネストローネスープも「すぴなっつおら」の人気商品として、百貨店などの一角を賑わしています。

いずれにせよ、調理の基本は、黒糖、海塩、醤油、酢、味噌のさじ加減ですから、具材はいじくりまわさず、簡単に煮る、焼く、炒める、蒸すなどして、いわゆる家庭の味に慣れ親しんでおくことです。

こうしていれば、私たちの身体は悪い食べ物に対して必ず拒否反応を起こすようになります。素材本来の味を生かして、シンプルな調理に徹しましょう。手間をかける必要はまったくありません。

かつてはあたりまえであった、家庭の素朴食が姿を消しつつあります。調理済み食品や外食で食事を済ませるのが普通、という家庭も少なくありません。私どものデータによると、昨今摂取不足気味なのが酢です。酢は、脂肪の代謝を助ける意味でも大切な調味料です。

ソーセージを大量に消費するドイツでは、ザワークラウトというキャベツの酢漬けを常食しています。酢は生活習慣病の予防には不可欠な食品です。簡単な野菜の酢漬けをご紹介しますので、ぜひ作ってみてください。

①キャベツ、キュウリ、ニンジンを千切りにします。コンブも適当な大きさに刻みます。

②海塩をさっとふります。かき回さないようにささっと合わせて二十分放置します。

③具材がしんなりとしてきたところで軽くしぼって、黒糖と青梅エキスを加えればできあがりです。

　この料理は冷凍できませんから袋などに入れて密封し、冷蔵庫で保存します。一週間くらいはおいしくいただけますのでお試しください。三杯酢でも、二杯酢でもよいですから、濃いめの酢の物にしてください。酢の物に合いそうな具材なら何を使ってもよいです。サバ、タコなどもお試しあれ。

　はじめはまったく料理をしなかった人たちが、学び舎で習ったものを家で作っていくうちに、マヒしていた味覚がよみがえってきます。するとこんな現象が起きてくるのです。

「イライラしなくなって、このごろ人間が丸くなったねってよく言われるの」
「スラスラ言葉が出てきて、しゃべりかたが早くなったの」
「人の話をすぐに理解できるようになったわ」

つまり、心が安定して、脳の働きもよくなったようなのです。前述の通り海外ではこのように言われています。

「YOU ARE WHAT YOU EAT!!」

あなたの食べるものがあなたそのものです——。

指定食品添加物は四〇〇種類以上もあるのですから、食べ物の良し悪しを見分ける力を身につけるとともに、自己治癒力をフル回転させたいものです。

寸足らずになっている知恵を育もう

二〇一一年は、年明けから食事に関しての質問が殺到しました。男性のAさんは、長距離電話で盛んに訴えます。

「食材の選び方なんですけど、具体的にはどういう食品をどう食べればいいんでしょう？」

Aさんは現役バリバリの五十二歳。かなりの肥満で痛風の発作は今回で三回目といいます。

「身体によいものばかり食べているのに、日増しに悪化してるんです。カロリー計算だってちゃんとしているのに」

「ふだん、どんなものを食べているんですか？」

その答えを聞いてびっくり！

「ふだんは肉系が多いです。好物はイチジク、フグ、イクラ。いい食べ物ばかりでしょう？　外食はラーメンが多いな。ちょっとアルコールを飲むときはくさや。僕はもつ煮が大好きで……」

「それがいい食べ物？？？」

痛風にはタブーとされている食材を食べ続けているのです。悪化するのは当然です。

「でも、僕は毎日カロリー計算をしています。必ず計算どおりにやっているんですよ。近ごろは、大嫌いな納豆だって毎日がんばって食べています。友人が免疫力アップにいいと言いますから。肉はダメだという説もありますが、僕は肉を食べないと元気が出ません。いつまでも現役を続けたいので。もちろんカロリー計算の範囲ですよ」

Aさんの話のすべてに「待った」です！

話の随所に、「高価で高級なものを食べているからだいじょうぶ」というような勘違いを感じました。高価で高級なものが身体にいい食品、と思い込んでいるのです。

Aさんのように立派で聡明な人でも、「まさかそんなこと」というような勘違いをして、寿命を縮める人が多いのです。

みなさんはよくこんな話を耳にしませんか。

「四つ足動物の肉を食べないと、栄養が不足して大きくなれない。スタミナ不足になる」

本気でそう考えてもらっては困ります。なぜなら、馬や牛、ゾウもキリンも肉は食べませんが、あんなに大きい体をしています。馬などは「馬力」といって、力持ちの代名詞でもあります。キリンも草食動物ですから、目がとってもきれいです。彼らは血液がにごっていないので、目がきれいなのです。

逆に、肉食のライオンなどは獲物を追って突進しますが、ほんの一瞬です。すぐにあきらめて、ハアハアと息をきらしています。肉食の彼らは動脈硬化になっているので、無理は命取りになるということを自分でわかっているのです。スタミナがあるとはとうてい考えられません。

それに比べると、草食動物であるウサギのスタミナは、肉食動物の数十倍と言えるかもしれません。ウサギは、ひと山ふた山み山と跳ねまわってもケロリとしています。これはスタミナ以外の何ものでもありません（私が昔、趣味でハンターをしていたときに経験したことです）。

「エッ？　そうなんですか。ちっとも知りませんでした」

と、あたりまえのことなのに、初めて聞いたという返事をする相談者があまりにも多すぎます。健康維持は自己責任です。他人ごとではありません。本もいろいろ出ているし、インターネットから情報を得ることもできます。情報はありすぎるほどあるのですから、もっと自分で勉強しましょう。

つい先日、私はこんな本を読みました。昔のお相撲さんは、験をかついで四つ足動物を口にしなかったそうです。わかりますか？　両手両足を土俵につけたら、相撲は負けですからね。四つ足動物を食べずに、鶏肉とイワシをちゃんこにしていたのが幸いして太っていても元気だった、という説でした。

食べ物の好みはそれぞれですから何を食べても自由ですが、食材の正しい知識を持ち、「これは身体によいもの」「これは身体に悪いけれど、好きだからたまにはいいや」などと認識したうえで、一日三回の食事を楽しんでください。食事イコールバランス、と考えればよいでしょう。

Ａさんには最悪食材でも、Ｂさんには最善食材ということもありえるのです。こんな間違いをおかさないために、基本的な食材の知識を持つことが大切です。

私は食材を、次の三つのカテゴリーに分類しています。

①その人が摂取すべき食材。

②その人が摂取してはいけない食材。

③摂取してもしなくてもよい食材。いわゆる自由食材。

Ａさんはカロリー計算を目安にして健康管理していたようですが、カロリー計算はいっさい関係ありません。食の間違いから発症した体調不良であれば、難しく考える必要はありません。摂取するべき食材、解毒作用を高める食材をバランスよく腹八分目食べるようにすれば、あっという間に改善します。心配ありません。

問題はどんな食材を選べばいいのかということですが、それは今述べましたように十人十色ですから一概には言えません。その人の持病によって、あるいは受けている投薬によっても異なってきます。

たとえば、ワーファリンという薬剤は、ビタミンＫによって効果がなくなってしまいます。ビタミンＫを多く含んでいる食品といえば、納豆ですが、ワーファリンを服用していた方が、納豆を食べたことにより死亡した事例が２０１１年に報じられました。Ａさんにとっては命綱食品でもＢさんにとっては命取りになる食品もあるのです。

この様に一人ひとり、顔や性格や年齢が違うように、体調や嗜好も違うし、健康診断表の数値もまったく違うのです。食材だって「十把《じっぱ》一絡《ひとから》げ」でみんな同じ、というわけにはいかないのは当然でしょう。

でも、これだけは万人共通です。もっとも大切なことは解毒です。解毒せずに栄養成分を摂取しても無駄です。まったくの徒労に終わります。

そして、カロリーとは日本語で熱量という意味です。量の計算ではなく、何を食べるか、何を食べないかです。これこそが健康のカギです。カロリーだけを気にするのなら、タブー食材でも食べていいことになります。

また、カロリーと栄養成分を混同しないようにお願いします。たとえばダイコンのカロリーは「一〇〇グラム中一八キロカロリー」とかなり低いのですが、ダイコンには消化を助ける「ジアスターゼ消化酵素」が豊富に含まれています。あたりまえのことですが、このようにカロリーと栄養素はまったく別のものなのです。

肥満の国、アメリカから持ってきたカロリー計算を食文化の異なる日本人にあてはめても、どこかに無理が生じます。

では、どうすればよいのでしょうか。

具体的には、自分が食べるべき食材を列挙します。五十種ほどになると思いますから、これを一週間でバランスよく食べればよいのです。

たとえば、今週モヤシを食べ忘れたとしたら、来週モヤシをせっせと食べればいいでしょう。生活習慣病による体調トラブルならこれで十分です。前述のスープもおおいに活用しましょう。

何度も申しますが、自分にとって「良い食材」と「ダメ食材」をしっかり覚えて、「腹八分目」を厳守するだけで十分です。それ以上細かく考えると、かえってストレスがたまります。自己治癒力を信じてください。

身体は自分で治そうとする力を持っているので、とりあえず、油、脂、糖分、食品添加物を控えるだけでも体調が変わってきます。ぜひ試してみてください。

添加物に毒されているとおいしさの感度がずれてしまうので、身体が欲しているものと嫌がっているものとの区別がつかなくなります。これは本当に恐ろしいことです。

現在はさまざまな情報が氾濫しており頭が混乱しますが、大切なことは自分のアンテナをしっかり張ること。そして、いらない情報は捨て、正しい情報をつかみとること。そういう訓練を繰り返すうちに、必ずよい情報がとれるようになります。

言いかえると、いらない情報は「見えなく」「聞こえなく」なるはずです。そして、なぜか勘が働くようになります。勘はいくら使ってもただです。自分のアンテナを通じていろいろな情報を「見」「聞き」しているうちに、感性が磨かれること請け合いです。

「急性疾患や難病」は別として、生活習慣病的な要因で体調不良を訴える方の九割が、「間違い勉強」をしすぎています。よけいな知識がためこまれているので、正しい知恵が脳に入り込めません。知識はもはや十分なので、寸足らずになっている知恵を育みながら、自分にとって必要な情報を拾い上げましょう。

　間違い勉強や勘違い情報は命取りになります。くれぐれも勘違いをしないようにお願いします。次のようなことを堂々と語る人がたいへん多く見受けられます。それは栄養とカロリーを同一のものと思っている方がたいへん多いということです。

「夫が病にたおれました。衰弱しているので栄養価の高いものを少量食するようにとのことで、毎日カロリーの高い豚の脂身、揚げ物、ベーコンの炒飯、アイスクリーム、チョコレート等毎日食べさせました。とりかえしのつかない事になりました」との事です。

この方は糖尿病いわゆる生活習慣病による合併症を惹き起こしてしまった訳ですが、生活習慣病は、かつては成人病と呼ばれていました。なぜ、わざわざ名前を変えたのでしょう。悪い生活習慣から発症する病気だということが明らかになったからです（もちろん、生活習慣にかかわらず幼いころより発症してしまう方もいらっしゃいます）。その病名には、文字どおり生活習慣、主に食生活を見直しましょう、というメッセージが託されているのです。このメッセージに私たちは真剣に耳を傾けるべきです。

医師たちは心の中で、こんなふうにつぶやいているかもしれません。

「生活習慣病は病気とは言えません。生活習慣病で病院に来ないでください。われわれは、医師がやるべき病気の治療に専念したいのです」

「喰い間違いをしたのはあなたですから、以後喰い改めよ」

実際、生活習慣病は主に食の間違いから発症するものですから、病院の門をたたくのはお門違いかもしれません。なぜなら、医者は病気の専門家であって、健康の専門家ではありませんから。

健康は自己責任のうえに成り立つ、と考えるのが正しいでしょう。

病気になるしくみ

私は健康の秘訣は、「快眠」と「快便」にあると思っています。快便ということは、身体の毒素や酸化物、ヘドロ、老廃物など、いわゆる異物が排泄できているということです。私の調査した統計によると、十人中四人が不眠症や便秘で悩んでいることがわかりました。

前にも述べましたように、玄米スープの開発中に、私はある実験に挑みました。テーマは「有機玄米スープの快眠効果と快便効果」です。この実験から、病気になるしくみが見え始めたので少しお話しします。体内で燃焼しきれなかった糖質は中性脂肪になります。この中性脂肪は、血管や細胞に張り付いて膜を作るので、膵臓が送りだすインスリンが細胞内に入り込めません。細胞はインスリンが来るのを待ち続けます。膵臓はインスリンを出し続けます。これの繰り返しで膵臓は疲れ、血液はドロドロになります。

このような脂は肝臓にたくわえられて、脂肪肝になります。やがて肝臓が疲労し、最終的には腎臓にしわ寄せが来ます。

腎臓は、添加物や糖質、脂質、塩化ナトリウムなどの処理がたいへん苦手です。疲労困憊して、許容量を超えた脂肪分は処理できなくなります。

このような状態が慢性化すると脂肪分が血液に入りこみ、血管の内側にヘドロとなって付着します。脂質異常や動脈硬化の始まりですね。この結果、血管が細くなるので、血流が悪くなります。そうなると血液を押し出そうとして、無理やりポンプで圧をかけます。これがまさしく高血圧です。

こうして、人間は病気を作りだしていくのです。一生懸命解毒作業をしている、腎臓の負担を軽減してあげたいものです。

さらに、すべての内臓が疲れると、全体的に食べ物を消化する力が衰えてきます。分解できなかったたんぱく質は異物とみなされ、身体を守るためにヒスタミンが放出されます。この結果がアトピーであり、アレルギーであります。このように申しますと脂質を思いがちですが、それはちょっと違います。実は完全燃焼できなかった糖質が中性脂肪になるのですから糖質のとり過ぎが危険なのです。特に昨今、巷にあふれている〝果糖ぶどう糖液糖〟は要注意です。

生活習慣の乱れから発症するさまざまな体調不良は生活習慣病としてくくられますが、代表的な疾患は肥満です。

実は私、十代の後半から二十代にかけて大変な肥満におそわれました。今から半世紀も前のことです。私は身長一五一センチで、四二キロがベスト体重ですが、六〇キロにもなってしまったのです。

「歩くより転がったほうが早いんじゃない？」

よくこんなふうにからかわれたものです。

当時、私は服飾の専門学校に入学して、寮生活を送っていました。仲間の寮生と寝食をともにしていたのです。

慣れない都会暮らしや人間関係のストレスからか、あれよあれよという間に太ってしまったのです。どうすれば元に戻れるのか、悶々とする日々でした。

女性週刊誌に載っていた、ダイエットに効くという薬をいろいろ取り寄せて試してみましたが、体調を崩すばかりで何の効果もありません。途方に暮れて、新宿の内分泌研究所というクリニックを受診しました。

「ホルモンの分泌異常です。しばらく様子をみたらどうですか」

「いやです。私はカーレーサーを目指していますから、早くやせたいんです」

「カーレーサー？」

「バギーレースのレディースカップに出たいんです」

先生は目を丸くして言いました。

「肥満体のカーレーサーなんて聞いたことないね」

そのころ、かっこいい四輪バギーに乗って、砂漠やでこぼこの山道を猛然と突き進むバギーレースが流行っており、私もあこがれていたのです。

「なるほど。あなたみたいに太った人が乗ったら、タイヤが潰れちゃうね。生きて帰ってこられないかもしれないよね。それじゃあ、やせなくちゃね」

こう言って、先生は右も左もわからない私に栄養学のイロハを教えてくださったのです。

「今日は何を食べたの？　朝は？　昼は？　昨日の夜は？　おしっこは一日何回ぐらい？　便は？」

「四つ足の肉は食べないでね。月偏の脂もカットね。ラーメンもダメだよ。揚げ物も避けてね」

「どういう順番で食べてるの？　カロリーの低いものから食べなさい。何でも先に食べたものが栄養になるんだからね」

こんな具合に、食べていいもの、悪いもの、食べる順番などについて、懇切丁寧に指導してくださったのです。

定期的に通ううちに、自分の肥満の原因がなんだったのか、私もだんだんわかってきました。何事も原因が解明できさえすればどうにかなるものだ、ということもわかりました。逆に、原因がわからなければ堂々巡りで終わってしまう、ということもわかりました。

このクリニックでの体験は、私の大きな財産となったのです。それ以来今日まで60年間、私は四二キロの体重と健康診断表のオールAを維持しております。

こんなわけで、ダイエットについても実体験や理論に基づいて、できる限り安全で効果のある方法を提案していきたいと考えております。

ひと口に肥満と申しますが、脂肪がたまる場所やたまり方によって、皮下脂肪系、内臓脂肪系の隠れ肥満などに分けられます。なかでもうっかりできないのが脂肪肝です。この種の脂肪にとりつかれると、身体の冷えなどから万病を引き起こしかねません。たとえば、偏頭痛、肩こり、首痛、ひざ痛……。これらは生活習慣病とも深く関係するので、早めの対策が必要です。

しかしながら、自己流ダイエットはとても危険です。なぜなら、ダイエットを適切に行うには、高度な栄養学知識が必要になるからです。肥満を引き起こした原因を調査せずにダイエットに挑戦しても、成功は難しいでしょう。

肥満の主な原因として、次のようなものが挙げられます。

●添加物などの摂りすぎを含めた食生活の間違い。
●冷水の摂りすぎ、冷房による身体の冷え。
●運動不足やストレスの蓄積。

片手間のダイエットや思いつきのダイエットには、リバウンドが待ち受けている──。

この程度の知識はみなさんお持ちのはずなのに、ダイエットの失敗を繰り返す人がたいへん多いことに驚かされます。私が相談を受ける方々もほとんどがリバウンドの経験者で、取り返しのつかないことになっています。

栄養失調状態に陥り、気力がなくなって抜け殻のようになり、すべてを失ってしまう事例も決して少なくありません。こんなはずではなかった、と悔やんでも後の祭りです。かろうじて取り返しはついても、元に戻すのは困難をきわめます。ですから、ダイエットの実行にあたっては、周到な準備が必要です。ダイエットの定義は病気を改善して標準体重に戻しリバウンドしない体質に仕上げることですから、まず健康診断により病気の有無をチェックします。異常がなければ、肥満を引き起こした原因を特定します。以上の実行条件がクリアーできれば目標体重を決定し、健康診断の結果がオールAになることを目指してスタートします。

一人ひとり体質が違うように食材の提案も違うのですから、みな同じ方法でよしというわけにはいきません。したがって、各人に合わせて栄養成分を組み立て、体調を見ながら慎重に進めていきます。これがダイエットの基本です。このようなプロセスをたどり、究極のダイエット作戦を私は実行します。

はじめに、体内に蓄積しているトランス脂肪酸などのヘドロ、酸化物、老廃物などの異物を、解毒の王様である玄米スープのフィチン酸やガンマーオリザノールを使用して取り除きます。解毒、解毒、解毒を繰り返します。

次に、ご本人専用の最善食材と危険な食材を、合わせて約二十種類ほど提案します。指定された最善食材を毎日バランスよく食して、腹八分目を厳守します。危険食材は厳禁とします。体重チェックは十日に一回とします。カロリー計算は一切いたしません。

この方法を厳守すれば、スタートから七か月ほどでほぼ目標体重に到達できます。この段階で、再度健康診断表による健康の確認をします。順調であれば次のステップに進みます。

不飽和脂肪酸やカルシウム系、四十種類以上の栄養成分を、すべて食品から摂取するために、あらためて食材の提案をいたします。

最後に、リバウンドしない身体をつくるための食材提案をいたします。この時点で、必要な運動を指示します。

免疫力が向上し、体質の改善もできて、健康診断表もオールAを示すころになると、提案された食材の意味がやっとわかるようになります。

やがて良い食べ物、悪い食べ物を、体が教えてくれるようになるのです。そして、今日食べたものが明日の血や肉となることを実感します。自分の健康は自分が作り出すもの――。そんなあたりまえのことに気づきます。

ここで良い骨と筋肉を作ることが実は健康のカギとなるのです。

最終段階まできちんと仕上げると、五十年、六十年先まで標準体重を維持できます。最悪食は身体が絶対に欲しませんから、最良食を食べていれば太りようがないのです。

年々生活習慣病的肥満は増える一方ですが、食事情によるものが多いこともわかっております。健康に生きるための体質づくりは、年齢が高くなるにつれて特有の難しさが加わります。身体と脳が柔軟なうちに、食事による体質改善が望まれます。

ご案内のとおり、食事の改善によって、大半の方が生活習慣病や肥満から脱していきます。もちろん合併症も、薄紙をはがすがごとく快方に向かいます。

これからも生活習慣病は増え続けるでしょう。そうなるに至った原因を特定することが、ダイエットを実行する際のカギとなります。

そのうえでご本人専用の食材を慎重に選出するわけですが、高度な技術が必要ですから、信頼できるプロの指導のもとに行われることをおすすめします。

――ここで大豆《だいじ》な話――

私は恒例によりダイエットの生徒さん用にデザートを作るため、とうもろこしと大豆を大量に購入。例によって例のごとく慣れた手順で仕込み開始。

「アレレなんか変です。味も変です」

「どれどれ」

「あらー。これ食べ物？」

「異常に光ってますよ」

「もしかして、これが今流行りの遺伝子組み換えってやつかしら」

「まさか……」

というわけで、ゴミ箱から包材を引っ張り出して表示を調べましたが「遺伝子組み換

えでない」でした。それにしてもこの食品、

「人が食べるものではないでしょう」

というわけで、すべてをゴミ箱にバッサリ！

そこで、私はその実態を調べるため近くのスーパーへ向かいました。「遺伝子組み換え」を使用した食品を購入するためです。店中を探しまわりましたが、見当たりませんでした。全部が全部「遺伝子組み換えでない」でした。はてさて、大量に輸入されている遺伝子組み換え食品は、いったいどこにあるのでしょうか？？？

調べていると、こんな情報をみつけましたので紹介します。

輸入大豆の遺伝子組み換え検査は形だけのイイカゲンなもの

目の前に「お茶碗に盛られたご飯」があると考えてください。このご飯の中から手前に見える3粒を取り出し、遺伝子組み換えかどうか？　の検査をします。結果は「遺伝子組み換えされたお米」でした。この段階で普通に考えるなら、この「お茶碗

に盛られたご飯」はＮＧなので「食べてはいけない」になるのですが、そのようにはならず再度おなじ検査をします。

今度は反対側の奥の方にある３粒を取り出し検査をします。またＮＧでした。それでは、次はほじくって中の方にある３粒でやりましょう、今度はＯＫでした。ＯＫが出たので、この「お茶碗に盛られたご飯」は食べて良いです。はい、どうぞ！　となるのです。

大豆の「遺伝子組み換えかどうか？」の検査は上記のような感じらしいのです。この検査に意味はあるのでしょうか？　真実だとすれば、もはや「形だけ」の形骸化された制度と言えるでしょう。小さな会社でしたら検査自体行わないようですが、これでは初めから検査をする必要などありません。「遺伝子組み換え大豆」が入っていようと、初めから納入ＯＫになっているようなものですから。

海外から輸入される大豆は何十トンという莫大な量です。もし、遺伝子組み換え検査でＮＧが出てしまったら、この何十トンという大豆は廃棄対象となるでしょう。これでは大損になってしまいます。したがって最初から検査でNGになってしまわないように、検査はイイカゲンであり、ズサンであり、形だけになっているのです。
このような工程を経てラベリングされた「遺伝子組み換えではない」という原材料表示に意味はないのです。

kk-information『**【大豆 危険】**「遺伝子組み換えではない」の表示は意味がない。遺伝子組み換え検査はあまりにもイイカゲンである。』（https://kk-information.com/?p=1485）より引用。

たとえば大豆の遺伝子を組み替えたということは、形状は大豆でも中身は大豆にあらずですから、本来の大豆とは違った食べ物と考えるのが正しいでしょう。遺伝子組み換え食品にせよゲノム編集食品にせよ、私は一抹の不安をかくしえません。確かに天候に左右されず災害にも強く虫にも喰われない穀物とあれば天下無敵。圧倒的な収量が期待できるうえ、コストも桁違いに低く抑えられるでしょう。グローバリズムの下で巨大企業が作りだす膨大な量の低価格、高カロリー、低栄養食品（私はこれを「モドキ食品」

と呼んでいます）が、地球上を席巻する日はそう遠くはないはず。

さて、低栄養、高カロリーと聞けば心配になるのが糖尿病です。国連が２００６年11月14日を世界糖尿病デーと公認しましたが、世界の糖尿病患者は増え続け、２０１９年には四億人を超えました。そのうちの約80パーセントが低所得国とのこと。低栄養、高カロリー食品の危険性については１４３ページで著述済ですが、ハンガリー政府もポテトチップの高カロリーによる肥満、糖尿病を懸念して「ポテチ税」を導入しています。その昔、糖尿病といえば、栄華を極めて飽食ができるほんのわずかな人々の贅沢病でした。昨今では低所得のみならず子供の糖尿病を懸念する学者も少なくありません。

伝統は最高のエビデンス

二〇一一年十一月十日の早朝、「伝統医薬の活用」という一枚の紙切れを抱きしめて

慌ただしく入って来られた中年の女性Aさんは、その紙切れをレジ横に置いて片手でペタペタと叩きながら

「お願いします。ここに書いてあるこの青梅エキスを作って下さい。これです。これを早く作って下さい。時間が、時間がないんです。先生、これを作って下さい。お願いします頼みます……早く作って下さい。何故って……それは……恥ずかしながら、その……私は自己流ダイエットに失敗して死にそうになりました。私はこの本に書いてあるこの青梅エキスがどうしても欲しいのです。ここで作ってもらいたい。先生に作ってもらいたい。お願いします頼みます……早く作って下さい」

と言い置いて、そそと帰ってしまいました。この方は再度この調子でやって来られるに違いないと思い、私は市販の青梅エキス（良質のもの）を購入して準備万端。翌週Aさんは颯爽と登場。

「Aさん！　この青梅エキス私が見つけたの。おすすめよ。どうかしら？」

と、言って恐る恐る差し出してみると……Aさんは、

「ダメーッ、ダメダメ。吉川先生が作るの。私はそう言ったはずよ。お願いしたはずよ。私が死んだら先生のせいよ。時間が無いの。頼みます拝みます……早く作ってください」

　と言い置いてスタスタと帰ってしまいました。

はて、さて、と思案投げ首の日が続きます。そんなある日、ま・さ・か・の協力者出現でＡさんの命綱、念願の青梅エキスは猛スピードで完成を目指しました。これぞＡさんが夢にまで見た紀州の青梅エキス！　添加物はもちろん一滴の水も使わずに堂々の完成です。綺麗な衣装に包まれた青梅エキスにＡさんの笑顔がこぼれます。

「無理を頼んでごめんなさい。頼んでよかった」

　と言ってＡさんは出来立ての青梅エキスを両手であふれんばかりにごっそり抱えこんで石のように動かなくなってしまいました。そしてＡさんは、

「頼んで良かった。やっぱり良かった。私はこの青梅エキスとともに私の人生を生きていきます」

Aさんのこの笑顔がいつまでも、と私は祈ります。「食品だから美味しくなければダメですよ」と言い続けて完成を見守った植竹部長もホッと安堵の一息です。

多くの方々に背中を押されて仕方なく重い腰を上げましたが、思えばこの青梅エキス、私共にとっては必要不可欠の健康維持食品なのでした。この青梅エキスについてはすでに前述しましたが、今から七十余年も前のこと、戦地に向かう父のご無事を祈りつつ母と二人、炉端《ろばた》でこっくりこっくりしながら夜なべで青梅を煮詰めたあの日、私七歳の春でした。思い起こせばイタリアのアルフレードス先生も青梅エキスを「キシュー、キシュー」と呼んで料理の隠し味に使っていました。私はふと思います。

「この青梅エキス、私にとって竹馬の友なのでは……」と、そして過ぎし日々が今さら懐かしくもまた愛おしくもあります。

ヒョンな事から誕生したこの青梅エキス、そして有機玄米スープが、悩める方々の命綱として、また竹馬の友としてそっと寄り添ってくれる事受け合いです。

「玄米スープさまーッ」

二〇一一年一月、体調不良を訴える電話の主は、六十代後半の女性Tさんです。

「私は薬の副作用で両手両足がおかしいのです。どうおかしいのかというと、長時間正座していると両足がしびれて歩けなくなるのです。そのしびれが四六時中続いています。五年間も続いています。両足は氷のように冷たくて、足の指も手の指も真っ白です。歩行はもちろん、立っていることも思うにまかせません。いつも靴下を三足はいていますが、ダメです。もちろん、夜も身体が冷たくて安眠できません。電気毛布と湯たんぽを体じゅうに巻きつけても、温かくは感じません。ありとあらゆる治療法を、かたっぱしから何でもかんでも実行してみました。ワラにもすがる思いです。家族も一生懸命です。お金もたくさん使いましたが、つゆほども改善はありませんでした。こういう体調不良が五年間も続いているのです！　家族も必死です。夫と一緒にお店に行きます。這いずってでも私は行きます」

Tさんは約30分かけてやっとこれだけ話してくれました。

お会いしてビックリ！　全身がパンパンにむくんで、まるで「ビア樽」そしてTさんは

「私の身体は半分死んでいるんです。でも諦めません。生きます家族のために。先生、死んだ細胞を治して下さい。血液も、この足も、この指も、なんとか元通りに……」

「Tさん、よく聴いてね。傷ついた細胞や血液を治すことはできません。できないから、いくらお金をかけても治らなかったのよ。今から考え方を変えましょうね。まず体内に溜め込んでしまった老廃物やヘドロを全部解毒しましょう。いかに早く確実に解毒できるかが勝負です。解毒できれば80kgの「ビア樽」体型は元通りの美しい55kg体型に戻ります。できますね？　できない約束はしないでね。それでは今夜から五日間、有機玄米スープ25袋青梅エキス二本、必要に応じて天然水少々、以上。そしてねTさん六日めからの食事は表にして送ります。その後については時折々の健診表を確認しながら色々考えて行きましょう。健康を手中に納めるまで私といっしょに頑張りましょうね」

という訳で、この日は膝と指の運動そして腹式呼吸の練習をして終了しました。

五日後、解毒が始まりました。一日中便が出っ放しです。

「靴下は一足にしました。それでも両足はほかほかです」

一週間後。

「夜は湯たんぽなしで、電気毛布は保温に合わせておけば十分です」

十二日目。

「真っ白だった足の指や手の指に、かすかにピンク色が見えます」

十五日目。「じゃが芋を摑むことができます。包丁も持てるようになりました。五年ぶりに、懐かしい指先の感覚に出合うことができました」

私は自分が提案したとはいえ、あまりにも効き目が速いので、思わず夢ではないかと手をつねってしまいました。

そして二十日目。受話器の向こうで叫ぶ声がしました。

「大変です。奇跡が起きましたッ。足の指も手の指も、全部ピンク色になりました。あったかいんです。あったかいんです。あったかいんです……。玄米スープさまーーーーーーーッ！」

ご本人も私も、感激で胸がつまります。通常なら、このような原因で発症してしまった体調不良を改善するためには、長い長い年月を要するものでありますが、彼女の場合は類を見ない速さで解毒に成功しました。

といっても、彼女のご一家が五年間探し求めた出口の光、その光がはるか遠くにようやく見えるようになっただけなのです。

在りし日の健康を取り戻すのはこれからが本番です。険しい山道を根気よく登らねばなりません。折れずくじけず自分との闘いが続きます。

何度も申しますが、健康は自分でつくりあげていくものです。私どもはサポーターとして、悩める方々に最善の特効食をご提案することしかできません。

みなさんは私どもがご提案した健康維持法というバトンをしっかり握りしめて、健康な人生に向かって再スタートしてくださることを願ってやみません。

おわりに

数百万年も続く飢餓の時代を生きた先人たちは、食べられるときに食べておかないと、次はいつ食べられるかわかりません。そのため、食べ物にありつけば腹いっぱい食べて体内に脂肪をたくわえ、次のチャンスが到来するまで空腹をしのいだのです。

このような食事情から解放されて、今日までたかが百年も経過していないのです。そして今、飽食時代を迎えて、食べたいときにいつでも食べられるという、かつて人類が経験したことのない食べたい放題、捨て放題、腹八分目ならぬ腹十二分目の過食時代を私たちは生きています。

そんな私たちの未来に何が待っているのでしょうか。捨てるほど食べ物があふれている時代に、毎日腹いっぱい食べて体内に脂肪を蓄積しておく必要があるのでしょうか。

先人たちの遺伝子を受け継いで、今を生きる私たちが教訓とするべきもの。それは、人類は飢えには耐えられても喰いすぎには耐えられない、ということです。

そんな事実を裏付けながら、私たちは飽食時代の歴史を刻んでいるのです。私たちは子孫に食べ放題捨て放題時代を、このまま継承していくのでしょうか。

フランシスコ・ザビエルが、日本の食生活を称して次のような文言を残しています。

「神は私達を、贅沢の出来ない国に導き入れることに依って、私達にこんなに大切な恵みをお施しになった。即ち、私達が肉体に与えようと望んでも、此の土地では、こんな贅沢はできないのである。日本人は自分等が飼う家畜を屠殺することもせず、又、喰べもしない。彼等は時々魚を食膳に供し、米や麦を食べるがそれも少量である。但し彼等が食べる草（野菜）は豊富にあり、又僅かではあるが、いろいろな果物もある。それでいて、この土地の人々は、不思議な程の達者な身体をもって居り、稀な高齢に達する者も、多数居る。従って、たとえ口腹が満足しなくとも、私達の体質は、僅少な食物に依って、いかに健康に保つことのできるものであるかは、日本人に明らかに顕われている」

（アルーペ神父訳、井上郁二訳『聖フランシスコ・デ・サビエル書翰抄』岩波書店）

※原文は旧字、旧仮名遣い

あとがき　―あれから今日まで―

本書を閉じ綴るにあたり、創業時のひとこまをふと思い出しました。

それは我が社の新社屋完成前の出来事です。

私は自社の就業規則を作成するため、当時の顧問弁護士であった本多三郎先生の事務所を訪問しました。私が応接室に入るやいなや、本多先生は、

「例の件、大至急私が作成しますからお任せください。ところで吉川さん、新築工事のほうは順調に進んでいますか？」

「実は先生、古い建物はショベルカーでガリガリ解体してしまって、今は空き地のままになっています。壊してしまってから、銀行が融資の契約を撤回してきましたので、困りました。ただいまいろいろ模索中です」

私の言葉が終わらないうちに先生は、さっと立ち上がり秘書さんに、

「今日は、たまたま裁判も無いので、吉川さんを連れてちょっとでかけます。吉川さん、早く早く、急いでください」

もっと早くと、先生は横浜の関内駅に向かいます。

「せ、先生、どこへ行くんですか？」

「私がもっとましで、もっと立派な銀行を紹介しますから急ぎましょう」

「でも先生、私には担保物件もないし、財産もありません」

「無いから借りるんです。どんどん借りてどんどん儲けてください。吉川さんなら出来ます。」
○○銀行に到着。先生は、
「こちらの女性に融資をお願いします」

なんと、五日後には融資が成立し、白壁のモダンな二階建てが完成したのでした。

こうしてスタートした念願の食品メーカーは雨に嵐に、指折り四十五年を数えます。

私にとってこの年月は長くもあり、また短くもありました。引退なさった今でも、本多三郎先生に心から感謝しております。

そして、原著の医学方面の記述内容に一石を投じてくださったドクターが、医学博士の黒川胤臣先生（元防衛医科大学校病院講師・現在は品川荏原ライフケアクリニック院長）でした。黒川先生にはひとかたならぬご尽力をいただき、感謝の一言に尽きるところであります。

なお、本書の発刊にあたりましては多くの方々、特に幻冬舎ルネッサンス新社編集部の皆さまには絶大なご協力ご尽力をいただきましたことを、心から感謝申し上げます。

最後に、読者のみなさまの「まめで達者」を祈りつつペンを置きます。合掌。

２０２０年８月

〈著者プロフィール〉

吉川 沓那（よしかわ とうな）

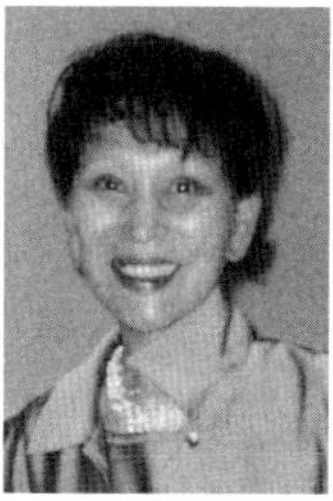

(株)吉央すぴなっつおら代表
玄米スープ開発による健康維持への貢献が評価され、主にダイエットの権威として、アメリカの栄養学の博士号「Doctor of Dietetics」を取得
食文化の向上に寄与し、社会文化功労賞も受賞
スローフード協会秦野支部理事、世界婦人平和促進財団理事
著書に『あの日の風』（2003年 文芸社刊）『喰い改めよ！ バカじゃ病気は治らない』（2011年 文芸社刊）がある

喰《く》い改《あらた》めよ！
～あなたはあなたが食《た》べたものでできている～

2020年10月21日　第1刷発行

著　者　　吉川 沓那
発行人　　久保田貴幸

発行元　　株式会社 幻冬舎メディアコンサルティング
〒151-0051　東京都渋谷区千駄ヶ谷4-9-7
電話　03-5411-6440（編集）

発売元　　株式会社 幻冬舎
〒151-0051　東京都渋谷区千駄ヶ谷4-9-7
電話　03-5411-6222（営業）

印刷・製本　シナジーコミュニケーションズ株式会社
装　丁　　荒木 香樹

検印廃止

ISBN 978-4-344-93059-9　C0095
幻冬舎メディアコンサルティングHP
http://www.gentosha-mc.com/